Assisteren bij behandelingen

In de oorspronkelijke uitgave van Assisteren bij behandelingen was een cd-rom toegevoegd met aanvullend digitaal materiaal. Vanaf deze editie is echter al dit aanvullende materiaal vindbaar op: http://extras.springer.com
Vul op deze website in het zoekveld Search ISBN het ISBN van het boek in: 978-90-313-4949-4
Let op: het is belangrijk om precies deze schrijfwijze aan te houden, dus met tussenstreepjes.

Overal waar in deze uitgave verwezen wordt naar de cd-rom, wordt bovenstaande website extras.springer.com bedoeld.

Assisteren bij behandelingen

D.M. Voet

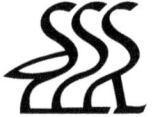

Bohn Stafleu van Loghum
Houten 2007

© 2007 Bohn Stafleu van Loghum, Houten

Alle rechten voorbehouden. Niets uit deze uitgave mag worden verveelvoudigd, opgeslagen in een geautomatiseerd gegevensbestand, of openbaar gemaakt, in enige vorm of op enige wijze, hetzij elektronisch, mechanisch, door fotokopieën of opnamen, hetzij op enige andere manier, zonder voorafgaande schriftelijke toestemming van de uitgever.

Voor zover het maken van kopieën uit deze uitgave is toegestaan op grond van artikel 16b Auteurswet 1912 j° het Besluit van 20 juni 1974, Stb. 351, zoals gewijzigd bij het Besluit van 23 augustus 1985, Stb. 471 en artikel 17 Auteurswet 1912, dient men de daarvoor wettelijk verschuldigde vergoedingen te voldoen aan de Stichting Reprorecht (Postbus 3051, 2130 KB Hoofddorp). Voor het overnemen van (een) gedeelte(n) uit deze uitgave in bloemlezingen, readers en andere compilatiewerken (artikel 16 Auteurswet 1912) dient men zich tot de uitgever te wenden.

Samensteller(s) en uitgever zijn zich volledig bewust van hun taak een betrouwbare uitgave te verzorgen. Niettemin kunnen zij geen aansprakelijkheid aanvaarden voor drukfouten en andere onjuistheden die eventueel in deze uitgave voorkomen.

ISBN 978 90 313 4949 4
NUR 891

Ontwerp omslag: Mariël Lam, Woerden
Ontwerp binnenwerk: Studio Bassa, Culemborg
Automatische opmaak: Pre Press, Zeist

Basiswerk AG staat onder redactie van
H. Elling (AA)
J. van Amerongen (DA)
A. Reiffers (DA)

Vrijwaring
Beschermde merknamen in dit boek worden niet als zodanig nadrukkelijk aangeduid. Hieruit mag niet de gevolgtrekking worden gemaakt dat deze namen vrije handelsmerken betreffen.

Bohn Stafleu van Loghum
Het Spoor 2
Postbus 246
3990 GA Houten

www.bsl.nl

Voorwoord

Ten behoeve van scholing van tandartsassistentes in opleiding wordt in dit boek aandacht besteed aan het assisteren in het algemeen en aan het concept van four-handed dentistry in het bijzonder. Ook ervaren tandartsassistentes die nog niet volledig vertrouwd zijn met de werkwijze van four-handed dentistry, kunnen zich met behulp van deze uitgave op die vaardigheid oriënteren.

Met dit boek wordt beoogd een aanzet te geven tot het ontwikkelen van een efficiënte, gezonde en plezierige werkwijze, die zich in de eerste plaats richt op het welzijn van zowel de patiënt als het behandelteam. Door de informatie betreffende de theoretische achtergrond van four-handed dentistry en het aanreiken van praktische werkadviezen en werkmethoden, aangevuld met het verschaffen van inzicht in de tandheelkundige ergonomie, zal het een bijdrage kunnen leveren aan de optimale kwaliteit van de tandheelkundige zorgverlening en een professionele praktijkvoering.

Dit boek vormt één geheel met het eerder in de reeks 'Basiswerk voor AG' verschenen *Assisteren in beeld*. In deel 1 daarvan kunt u alle in de onderhavige uitgave gebruikte tandheelkundige begrippen terugvinden. Verder kunt u de genoemde instrumenten, materialen en overige gebruiksartikelen uit *Assisteren bij behandelingen* opzoeken in de beeldencyclopedie van *Assisteren in beeld* voor een afbeelding, beschrijving en de toepassing ervan.

Van de kerntaken van een tandartsassistente worden voornamelijk de werkzaamheden betreffende het 'assisteren bij tandheelkundige behandelingen' uitgewerkt. Daarnaast wordt zijdelings ingegaan op de kerntaken 'zorgdragen voor intake, voorlichting en advies' en 'zorgdragen voor de praktijkvoering'. Voor een uitgebreide beschrijving van deze kerntaken kunt u gebruikmaken van de overige leermiddelen uit de serie.

Als algemene aanvulling op het onderwerp assisteren bij behandelingen wijs ik op het boekje *Infectiepreventie van A tot Z* uit de Standbypraktijkreeks.

Dank ben ik verschuldigd aan de studenten Mondzorgkunde van de Hogeschool van Arnhem en Nijmegen, de firma XO-care en mevrouw Irma Martens, die enthousiast hebben meegewerkt aan het tot stand komen van de films en foto's voor deze uitgave. Daarnaast ben ik de praktijken van drs. J.P.A.M. Smeekens en dr. R.V.K.M. Eckl, beiden te Beuningen, drs. J.J.M. Maassen te Zetten en de afdeling parodontologie van de Radboud Universiteit te Nijmegen zeer erkentelijk voor de bijna vanzelfsprekende gastvrijheid waarmee zij mij gelegenheid boden om te filmen en te fotograferen tijdens behandelingen.

Ten slotte spreek ik mijn waardering uit voor prof. dr. A.J.M. Plasschaert en prof. O. Hokwerda, wier werkzaamheden op het terrein van ergonomie en four-handed dentistry mij hebben geïnspireerd tot het schrijven van dit boek.

Nadere informatie van de uitgever
Bij dit boek zijn ter ondersteuning van het individuele leerproces diagnostische vragen en bijbehorende antwoorden ontwikkeld. Tevens is een docentenhandleiding beschikbaar waarin uitleg wordt gegeven bij de kerntaken en competenties die centraal staan. U kunt deze en nog veel meer aanvullende informatie vinden op AG context, het digitale leerplatform voor het onderwijs dat deze boekenserie ondersteunt. Op www.agcontext.nl kunt u zien waaruit deze databank bestaat en hoe u een abonnement kunt afsluiten.

Dorothé Voet
Malden, voorjaar 2007

Inhoud

	Voorwoord	5
1	**Assisteren algemeen**	12
1.1	Inleiding	12
1.2	Administratieve taken	12
1.3	Logistieke taken	13
1.4	Praktijkhygiëne	17
1.4.1	Hepatitis B	17
1.4.2	Beschermende maatregelen voor de tandartsassistente	19
1.4.3	Persoonlijke hygiëne tandartsassistente	20
1.4.4	Hygiënemaatregelen bij chirurgische ingrepen	20
1.5	Veilig werken	21
1.5.1	Scherpe materialen	21
1.5.2	Gevaarlijke stoffen	22
1.5.3	Oogbescherming	22
1.5.4	Eerst hulp	24
1.6	Assisteren aan de stoel	25
1.6.1	Assisteerhandelingen algemeen	25
1.6.2	Four-handed dentistry	25
1.6.3	Voorwaarden four-handed dentistry	26
1.7	Slotbeschouwing	28
2	**Zorg voor de patiënt**	29
2.1	Inleiding	29
2.2	Zorg voor lichamelijk welzijn van de patiënt	29
2.2.1	Algemene aandachtspunten	30
2.2.2	Zorg voor medisch gecompromitteerde patiënten	31
2.3	Zorg voor geestelijk welzijn van de patiënt	32
2.4	Begeleiden van de patiënt	34

3	**Verwerken van tandheelkundige materialen**	36
3.1	Inleiding	36
3.2	Voorbereiding algemeen	36
3.2.1	Gebruiksaanwijzing	36
3.2.2	Reiniging na gebruik	38
3.2.3	Risico's van tandheelkundige materialen	38
3.2.4	Voorraadbeheer	40
3.3	Basismaterialen	41
3.3.1	Röntgenfoto's	41
3.3.2	Lokale anesthesie	43
3.3.3	Speekselbanners	44
3.4	Cementen	50
3.5	Afdrukmaterialen	52
3.5.1	Afdruk voorbereiden	53
3.5.2	Afdruklepel vullen	55
3.5.3	Beetregistratie	55
3.5.4	Desinfectie van afdrukken	57
3.5.5	Verzending naar tandtechnisch laboratorium	57
3.6	Plastische vulmaterialen	58
3.6.1	Hechting van vulmaterialen (retentie)	58
3.6.2	Amalgaam	59
3.6.3	Composieten en compomeren	60
3.6.4	Glasionomeercement	62
3.7	Matrix en wiggen	63
3.8	Roterend instrumentarium	67
3.8.1	Boortjes plaatsen	67
3.8.2	Reiniging en desinfectie	67
3.8.3	Techniekhandstuk	67
3.9	Noodkronen	68
3.9.1	Typen noodkroon	69
3.9.2	Bevestiging noodkronen	70
3.9.3	Aandachtspunten noodkroon	71
3.10	Endodontische materialen	71
3.11	Chirurgische materialen	73
3.11.1	Hechtmateriaal	73
3.11.2	Steriel werkveld	74
3.11.3	Steriele instrumentensets	77
3.11.4	Opdekken van het sterielveld	79
4	**Protocollen van behandelingen**	81
4.1	Inleiding	81
4.2	Doel van protocollen	81

4.3	Toelichting voorbeeldprotocollen	82
4.3.1	Basismaterialen	82
4.3.2	Röntgenfoto's en correspondentie	82
4.3.3	Opdekken behandeltrays	83
4.3.4	Hoekstukken	83
4.3.5	Randapparatuur	84
4.3.6	Infectiepreventie	84
4.4	Beknopte overzichten	85
4.5	Voorbeeldprotocollen	88
4.5.1	Protocol 1: Periodieke controle	89
4.5.2	Protocol 2: Parodontiumstatus	91
4.5.3	Protocol 3: Initiële therapie	93
4.5.4	Protocol 4: Nazorg paropatiënt (recall)	95
4.5.5	Protocol 5: Kunsthars Sealant (met beslijpen)	97
4.5.6	Protocol 6: Composietrestauratie (compomeerrestauratie)	99
4.5.7	Protocol 7: Amalgaamrestauratie	102
4.5.8	Protocol 8: Glasionomeerrestauratie (chemisch uithardend)/ART	104
4.5.9	Protocol 9: Stiftopbouw van plastisch materiaal bij avitaal element	107
4.5.10	Protocol 10: Volledige prothese fase 1: begin afdruk	109
4.5.11	Protocol 11: Volledige prothese fase 2: individuele afdruk	111
4.5.12	Protocol 12: Volledige prothese fase 3: beethoogte bepalen	113
4.5.13	Protocol 13: Volledige prothese fase 4: pijlpuntregistratie	115
4.5.14	Protocol 14: Volledige prothese fase 5: passen in was	117
4.5.15	Protocol 15: Volledige prothese fase 6: plaatsen	119
4.5.16	Protocol 16: Ongecompliceerde extractie	120
4.5.17	Protocol 17: Abcesincisie	123
4.5.18	Protocol 18: Endo fase 1: openen	125
4.5.19	Protocol 19: Endo fase 2 en 3: prepareren en afsluiten	128
4.5.20	Protocol 20: Kroon- en brugwerk fase 1 en 2: prepareren en noodvoorziening	131
4.5.21	Protocol 21: Kroon- en brugwerk fase 3a en 3b: afdruk met enkele afdruktechniek (éénfaseafdruk) en afdruk met dubbele afdruktechniek (tweefaseafdruk)	134
4.5.22	Protocol 22: Kroon- en brugwerk fase 4 en 5: passen en plaatsen	137
4.5.23	Protocol 23: Cementeren orthodontische molaarband	140

4.5.24	Protocol 24: Pijnklacht algemeen	142
4.5.25	Protocol 25: Basis steriel werken	143
5	**Ergonomie en (four-handed) assisteren**	**145**
5.1	Inleiding	145
5.2	Basisprincipes van de ergonomie	145
5.2.1	Belasting en belastbaarheid	145
5.2.2	Fysiologische belastbaarheid	146
5.2.3	Omvang van fysieke belasting	147
5.3	Ergonomie introduceren in de praktijkvoering	148
5.4	Goede lichaamshouding bij zittend werken	149
5.4.1	Eisen goede werkstoel	151
5.4.2	Eisen positionering van de patiënt	152
5.5	Positie teamleden rond de behandelstoel	153
5.6	Praktijkinrichting voor zittend assisteren	156
5.6.1	Behandelunit	156
5.6.2	Afzuigunit	156
5.6.3	Operatielamp	157
5.6.4	Behandelstoel	158
5.6.5	Positie instrumententray	158
5.6.6	Positie werkblad	158
5.7	Ten slotte	159
6	**Basistechniek van four-handed dentistry**	**161**
6.1	Inleiding	161
6.2	Begrippenlijst	161
6.3	Voorbereiding four-handed behandelen	163
6.4	Uitvoering four-handed dentistry	164
6.4.1	Transferpositie bij specifieke situaties	166
6.4.2	Werkzaamheden 'op afstand'	167
6.5	Instrumenteren stap voor stap	167
6.5.1	Methode I	168
6.5.2	Methode II	169
6.5.3	Bimanual assisteren	171
6.6	Single handed instrumenten retourneren	172
6.7	Washed field techniek	174
6.8	Composietpistool	175
6.9	Afzuigen	175
6.10	Slotbeschouwing	176

	Toelichting filmbeelden	177
1	Basistechniek instrumentenoverdracht Methode I	177
2	Basistechniek instrumentenoverdracht Methode II	177
3	Van pick-up tot transferpositie	177
4	Assisteren bij composiet	177
5	Composiet verwerken uit een tube	178
6	Assisteren bij aanbrengen retractiedraad	178
7	Controle occlusie en articulatie	179
8	Assisteren bij parodontale chirurgie	179
9	Assisteren bij hechten	179
10	Afzuigen	180
	Literatuur	181
	Register	182

Assisteren algemeen

1.1 Inleiding

De taken en aandachtsgebieden van een tandartsassistente die verband houden met het assisteren bij behandelingen kunnen worden gerangschikt in de deelgebieden administratie, logistiek, hygiëne en veiligheid, en het assisteren aan de stoel. In dit hoofdstuk wordt op deze deelgebieden nader ingegaan.

1.2 Administratieve taken

Op basis van de bestaande wettelijke dossierplicht verricht de tandartsassistente rondom de patiëntenbehandeling een aantal administratieve handelingen. Zij heeft de volgende taken:
- opnemen van de NAW-gegevens (Naam Adres Woonplaats);
- laten invullen van een medische anamneselijst door de patiënt en het (na overleg met de tandarts) vermelden van de uitkomsten daarvan in het journaal;
- documentatie betreffende het zogenaamde *informed consent*. Dit betreft meestal een getekende behandelovereenkomst of een ondertekende begroting waaruit af te leiden is dat de patiënt akkoord gaat met de uit te voeren behandeling en tevens voldoende informatie heeft gekregen over mogelijke risico's van de voorgestelde behandeling;
- afspraken maken over en het vastleggen van vervolgbehandelingen en/of periodieke controles;
- op zodanige manier recepten uitschrijven voor middelen in de handverkoop (vrij verkrijgbaar bij apotheek en drogist) en voor overige geneesmiddelen in de tandheelkunde dat de behandelaar nog slechts een handtekening hoeft te zetten;

- de intake en het inplannen van pijnklachten.[1] Hiervoor is voldoende basiskennis van pathologie vereist;
- de invoer van de verrichtingen in het patiëntendossier (journaal). Hiervoor kan de assistente gebruikmaken van de codes die beschreven staan in de *Tarievenlijst tandartsen*[2], waarin de invoercodes met alle omschrijvingen en tarieven duidelijk staan vermeld;
- het uitvoeren van de financiële administratie – denk hierbij aan het verzorgen van de nota's en debiteuren bewaken;
- het verzenden van patiëntengegevens naar medische zorgverleners of overige tandheelkundige zorgverleners. Overigens mag dit uitsluitend na uitdrukkelijke toestemming van de desbetreffende patiënt;
- archivering van de patiëntengegevens: de bewaartermijn hiervoor is op minimaal vijftien jaar gesteld of zo lang als redelijkerwijs van belang kan zijn voor de patiënt;
- het verwerken van dossiers bij het uitschrijven van patiënten.

1.3 Logistieke taken

De dagelijkse routine in de praktijk start met het aanzetten van de behandelunit, de afzuigmotor en de compressor. Ook luistert de assistente het antwoordapparaat af en zet het daarna uit. Daarnaast zijn er de gewone huishoudelijke zaken, zoals het aandoen van de verlichting, de verwarming, de radio, enzovoort.

Het klaarmaken van de behandelunit moet worden uitgevoerd volgens de Richtlijn Tandheelkunde van de Werkgroep Infectie Preventie: de WIP-richtlijn Tandheelkunde. Hiervoor kan gebruik gemaakt worden van de job-aid van de Nederlandse Maatschappij tot bevordering der Tandheelkunde (NMT): *Planning van de behandeling*. Dit is een geplastificeerde kaart voor op de werkplek, waarop stapsgewijs de handelingen worden genoemd die de assistente dient uit te voeren. Die zijn gerubriceerd op de volgende punten:
- aan het begin van elke werkdag;
- voor elke patiënt;
- tijdens de behandeling;
- na elke patiënt;
- aan het einde van de dag.

[1] Zie ook Standby Praktijkreeks: *Zelfstandige (be)handelingen*. Deel 3.
[2] zie www.tandarts.nl onder 'Tarieven/Verzekeringen': Prijs en omschrijving van de tandartstarieven in 2007.

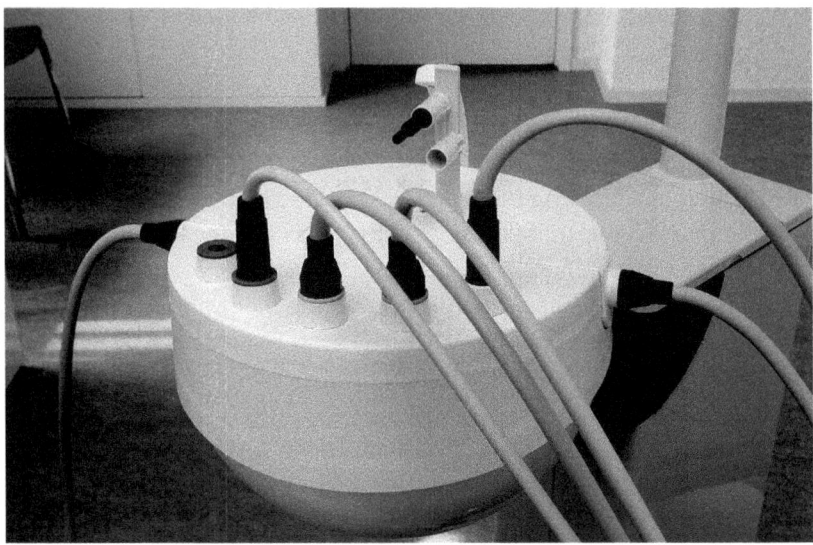

Figuur 1.1 *Twee minuten doorspoelen van alle waterleidingen van de unit bij aanvang van de werkdag.*

Bijvoorbeeld: aan het begin van een werkdag moeten met het oog op legionellapreventie als eerste handeling standaard alle waterleidingen van de unit gedurende twee minuten worden doorgespoeld (figuur 1.1).

De voorbereiding en nazorg bij tandheelkundige behandelingen bestaan voor de assistente uit een hele reeks werkzaamheden. Deze zijn gedeeltelijk tijd- en plaatsgebonden.

Tijd- en plaatsgebonden handelingen direct *voorafgaand* aan de behandeling:
- de patiënt ontvangen en de behandelstoel in de juiste positie brengen voor de voorgenomen behandeling;
- de patiënt aan de hand van de patiëntenkaart nauwgezet op de hoogte stellen van de voorgenomen behandeling;
- de patiëntenkaart opslaan inclusief relevante correspondentie;
- actuele röntgenfoto's zichtbaar voor de behandelaar opstellen;
- het klaarzetten van volledig opgedekte behandeltrays;
- het werkblad inrichten met de benodigde materialen en de vereiste randapparatuur, zoals een lichtbron voor uitharding van bijvoorbeeld composiet of een mengmachine voor het aanmaken van voorgedoseerde capsules met restauratiemateriaal;
- het aankoppelen van hoekstukken met boortjes voor het eerste deel van de behandeling.

Tijd- en plaatsgebonden handelingen direct *na afloop van* de behandeling:
- de patiënt begeleiden bij het verlaten van de behandelkamer;
- het invullen van de patiëntenkaart: de uitgevoerde verrichtingen en eventuele bijzonderheden noteren;
- het afvoeren van vuile instrumenten, hoekstukken en disposable materialen;
- desinfectie van de unit en die gebruiksklaar maken voor de volgende patiënt;
- contact leggen met het tandtechnisch laboratorium via een schriftelijke opdracht (orderbon) of aanvullend telefonisch overleg.

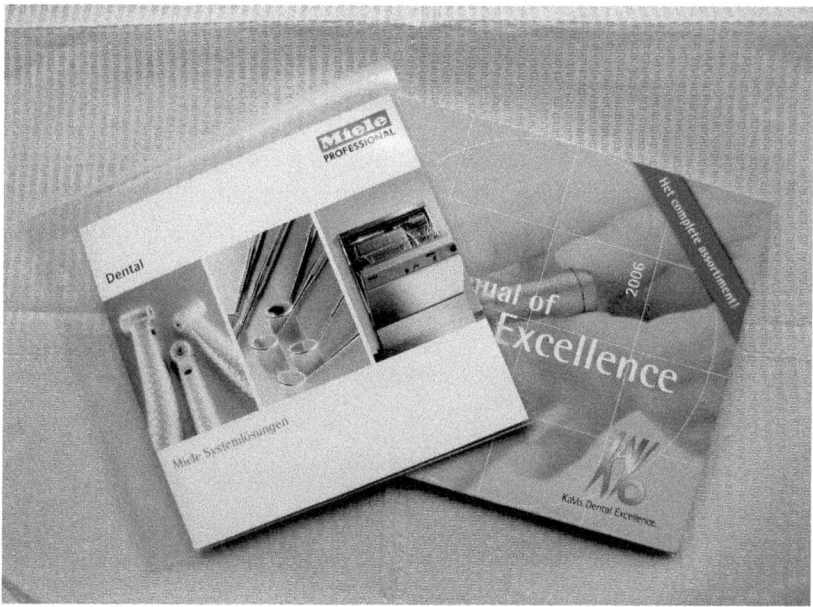

Figuur 1.2 *Instructie-cd's over desinfectieapparatuur.*

Niet tijd- en plaatsgebonden werkzaamheden gerelateerd aan behandelingen:
- het reinigen, desinfecteren en steriliseren van instrumenten en materialen volgens de WIP-richtlijn. Voor goed gebruik van de beschikbare schoonmaakapparatuur, zoals het correct beladen van de apparatuur, kan gebruik worden gemaakt van de bij de apparatuur meegeleverde handleidingen en/of cd's met instructiefilms (figuur 1.2);

- het klaarmaken van instrumententrays (opdekken van trays) in een schone werkruimte;
- het bijhouden van in- en uitgaand techniekwerk: het is handig om hiervoor een aparte agenda bij te houden, waarin precies genoteerd wordt welke werkstukken op welke dag zijn verzonden en wanneer ze worden terugverwacht. Door binnengekomen techniekwerk nauwgezet af te vinken is in één oogopslag duidelijk of al het verwachte werk in huis is voor de komende werkdag.
Techniekwerkstukken die worden terugverwacht van het tandtechnisch laboratorium moeten minimaal één dag voor de behandeling in huis zijn;
- klein onderhoud van tandheelkundige instrumenten, zoals smeren van tangen en oliën van hand- en hoekstukken;
- het slijpen van scalers en curettes: dit kan handmatig of machinaal gebeuren. Bij machinaal slijpen geldt voor alle verschillende instrumenten een andere instelling van de slijpkop (figuur 1.3). Bij het slijpen van een enkele set is het nogal bewerkelijk om telkens een andere instelling te kiezen en verdient handmatig slijpen de voorkeur. Vooral bij het slijpen van meerdere sets scalers en curettes tegelijk wordt machinaal slijpen aantrekkelijker dan handmatig slijpen.

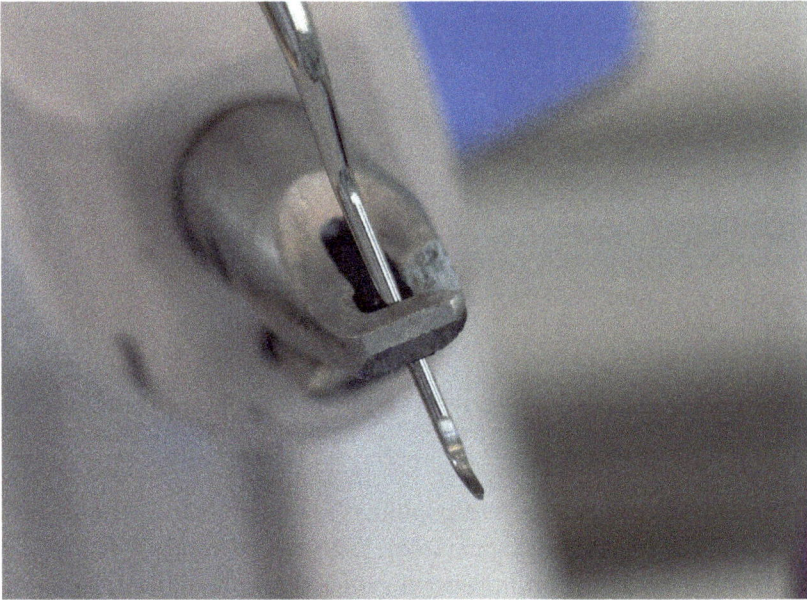

Figuur 1.3 *Gefixeerde slijphoek bij machinaal slijpen.*

Daarnaast zijn er nog de volgende – niet tijd- en plaatsgebonden – logistieke werkzaamheden die de voortgang van de praktijk als geheel waarborgen:
- het volgens een vaste routine (bijvoorbeeld op een vaste dag in de week) aanvullen van de werkvoorraad in de behandelkamers;
- het verzorgen van het dagelijkse onderhoud van de praktijkruimte, wachtkamer en personeelskamer voor zover daarvoor geen aparte voorzieningen zijn getroffen (schoonmaakbedrijf, glazenwasser, enzovoort);
- bestellingen plaatsen voor drukwerk, tandheelkundige materialen en huishoudelijke boodschappen als koffie en thee, schoonmaakmiddelen, enzovoort;
- afspraken plannen voor technische onderhoudsbeurten van de unit en overige grote apparatuur.

1.4 Praktijkhygiëne

In de hedendaagse praktijkvoering is er veel aandacht voor reiniging, desinfectie en sterilisatie van het instrumentarium. Tijdens het werk aan de stoel moet door het team echter ook goed rekening gehouden worden met infectiepreventie door middel van handhygiëne. Een goede handhygiëne, gebaseerd op discipline en routine, is een belangrijke schakel in het voorkomen van smeercontaminatie en draagt veel bij aan een hygiënische praktijkvoering. De WIP-richtlijn geldt als gouden standaard voor zowel het verwerken van de instrumenten als het regime met betrekking tot de handhygiëne.[3]

Een aantal belangrijke punten uit deze WIP-richtlijn wordt hierna nader toegelicht.

1.4.1 HEPATITIS B

Het is vereist dat een tandartsassistente die in aanraking komt (of kán komen) met patiëntenmateriaal gevaccineerd is tegen hepatitis B. Het assisteren aan de stoel is bij uitstek een gelegenheid om besmet te raken met patiëntenmateriaal door spataccidenten en de gevormde aerosol, maar ook het verwerken van vuile instrumenten (bijvoorbeeld door de omloopassistente of soms zelfs door de balieassistente) wordt in de WIP-richtlijn als een risicovolle handeling benoemd. Het is goed te weten dat deze werkzaamheden tegenwoordig *alleen* mogen worden uitgevoerd door een assistente die in het bezit is van een geldig *vaccinatiepaspoort* (figuur 1.4)!

---

3 Zie ook Standby Praktijkreeks: *Infectiepreventie van A tot Z*.

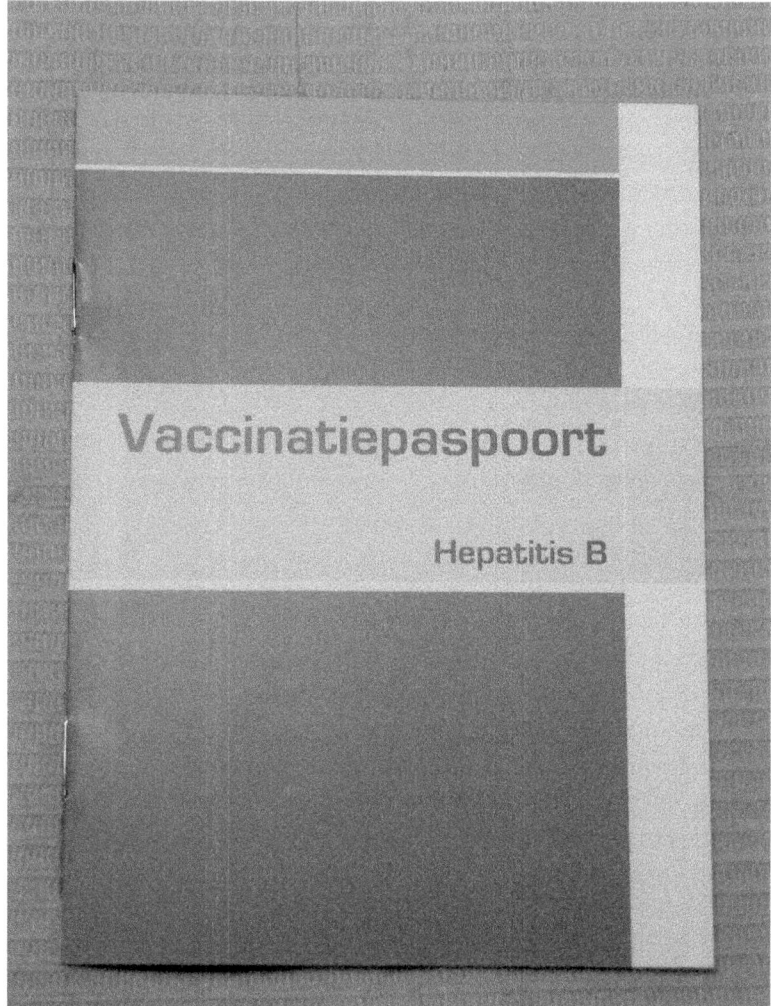

Figuur 1.4 *Vaccinatiepaspoort.*

Wanneer een assistente is gevaccineerd in de tijd dat er nog geen vaccinatiepaspoorten werden uitgegeven, kan zij bij de overstap naar een andere werkgever een verklaring van de huisarts overleggen met daarin de gegevens van de indertijd uitgevoerde titerbepaling (figuur 1.5). Die wordt gedaan bij iemand die de hele reeks van het vaccinatieprogramma heeft doorlopen. Met de door de huisarts verrichte titerbepaling controleert men vervolgens of bij de desbetreffende persoon de beschermingsgraad tegen hepatitis B voldoende is. Doorgaans krijgt de geteste persoon dan een vaccinatiepaspoort uitgereikt waarin de beschermingsgraad wordt vermeld en een advies staat geformuleerd voor de termijn waarop hervaccinatie moet plaatsvinden. Aankomende of startende tandartsassistentes mogen dus niet aan de stoel helpen of met vuile instrumenten omgaan zolang ze geen geldig vaccinatiepaspoort hebben. (Vroeger mocht je na de eerste injectie uit de vaccinatiereeks al meteen volledig worden ingezet.)

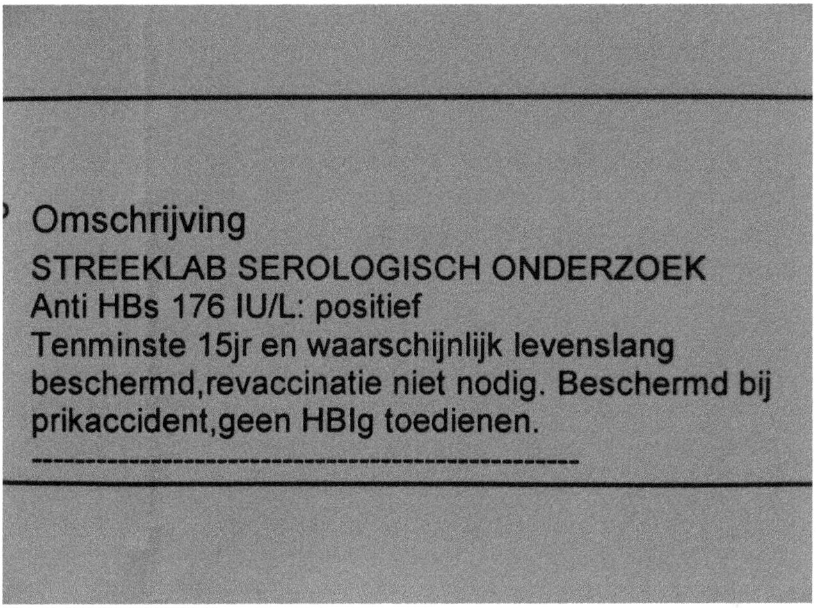

> Omschrijving
> STREEKLAB SEROLOGISCH ONDERZOEK
> Anti HBs 176 IU/L: positief
> Tenminste 15jr en waarschijnlijk levenslang beschermd, revaccinatie niet nodig. Beschermd bij prikaccident, geen HBIg toedienen.

Figuur 1.5 *Artsenverklaring inzake geldigheid hepatitis-B-vaccinatie.*

1.4.2 BESCHERMENDE MAATREGELEN VOOR DE TANDARTSASSISTENTE

Bij werkzaamheden waarbij de tandartsassistente in contact kan komen met patiëntenmateriaal treedt besmetting ofwel contaminatie op. Dit kan ontstaan door direct contact, door spatten en/of via smeercontaminatie. Daarom is het vereist om maximale beschermingsmaatregelen te nemen. Dit betekent dat bij het assisteren aan de stoel *altijd* gebruik gemaakt moet worden van de volgende beschermende attributen:
- mondkapje (ofwel mondneusmasker);
- beschermbril – let erop dat plastic beschermbrillen géén vertekening mogen geven van het werkterrein;
- onderzoekshandschoenen;

- praktijkkleding, bestaande uit een lange broek en bovenkleding met korte mouw;
- aparte praktijkschoenen: een gesloten model met een gemakkelijk te reinigen glad oppervlak.

Verder dient men bij alle schoonmaakwerkzaamheden handschoenen te dragen. Voor het reinigen van de afzuigunit worden bovendien dikke huishoudhandschoenen en een grote beschermbril gedragen; dit in verband met de verhoogde kans op spatletsel en het scheuren van de dunne onderzoekshandschoenen.

1.4.3 PERSOONLIJKE HYGIËNE TANDARTSASSISTENTE

Een tandartsassistente moet zich goed realiseren wanneer en hoe goede handhygiëne moet worden toegepast. Men moet er te allen tijde op gericht zijn om de behandelingen hygiënisch uit te voeren en de praktijk schoon en dus veilig te houden voor zichzelf en de patiënten.

Verder mag men tijdens werkzaamheden in de praktijk lange haren nooit los dragen. Het risico bestaat immers dat de haren ongemerkt in contact komen met patiëntenmateriaal en vervolgens overige zaken of oppervlakken contamineren. Ook losse haren die in het gezicht hangen moet men voorkomen. De reden is dat men niet het risico mag lopen dat tijdens het werk de (kriebelende of zichtbelemmerende) haren uit het gezicht naar achteren worden gestreken met gecontamineerde handschoenen.

Korte nagels zijn voorschrift: het staat niet alleen verzorgd, maar ze bieden bovendien geen plaats aan onbedoelde micro-organismen. Ook dient de assistente alle sieraden af te doen, zelfs op plaatsen waar handschoenen overheen gaan. Het is namelijk onmogelijk om onder sieraden goed te reinigen. Bovendien is er een grote kans dat er door het 'broei-effect' van het dragen van onderzoekshandschoenen eczeem ontstaat onder de sieraden.

1.4.4 HYGIËNEMAATREGELEN BIJ CHIRURGISCHE INGREPEN

In de WIP-richtlijn zijn algemene voorschriften opgenomen voor hygiënemaatregelen bij het uitvoeren van chirurgische verrichtingen, zoals implantologie en parodontale chirurgie. Omdat steeds meer praktijken zulke behandelingen uitvoeren volgt hier nog een korte aanwijzing:

Ten aanzien van chirurgische ingrepen zal steriliteit moeten worden nagestreefd van instrumentarium en van het werkveld, inclusief koelwater! Daarvoor kan worden nagestreefd hetgeen bij ziekenhuizen op de kleine OK wordt gehanteerd aan hygiënemaatregelen:

- Bij het plaatsen van implantaten is strikte steriliteit vereist.
- Bij parodontale chirurgie, apexresecties en het verwijderen van wortelresten wordt gewerkt met steriel instrumentarium, steriel koelwater, steriele opdekdoeken en een steriel werkterrein, waarbij de teamleden echter kunnen volstaan met steriele handschoenen, een operatiemuts en een schone (eventueel disposable) jas in plaats van een steriele jas.
Zie figuur 1.6a en 1.6b.

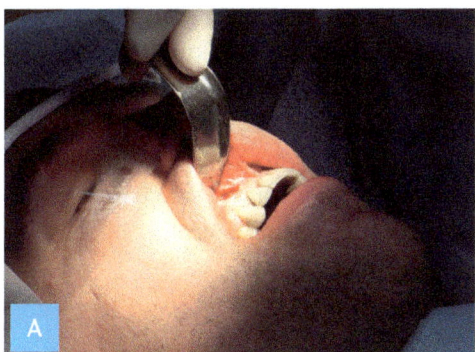 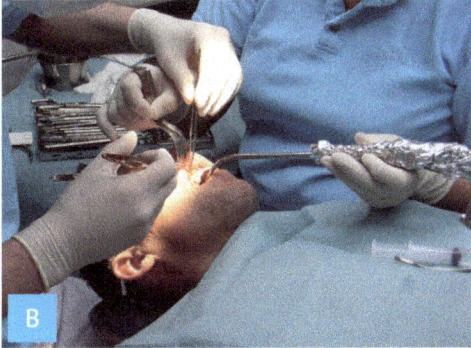

Figuur 1.6a *Apexresectie in de algemene praktijk.*
Figuur 1.6b *Sterielveld en steriele handschoenen, maar normale (schone!) werkkleding.*

1.5 Veilig werken

Hygiënemaatregelen zorgen voor een veilige omgeving voor patiënten en teamleden. Daarnaast is nog een aantal maatregelen noodzakelijk om een veilige werkomgeving te realiseren. Deze worden hierna besproken.

1.5.1 SCHERPE MATERIALEN

Om de kans op prikaccidenten te minimaliseren verdient het aanbeveling om gebruikte anesthesienaalden altijd handsfree te recappen! Bij het gebruik van scherpe voorwerpen zoals scalpelmesjes en injectienaalden dient uiteraard zeer zorgvuldig te worden gewerkt. Het afvoeren van dergelijke materialen is wettelijk gebonden aan strikte veiligheidseisen waardoor zo min mogelijk gevaar voor derden kan ontstaan.

1.5.2 GEVAARLIJKE STOFFEN

Het is van belang om van alle tandheelkundige materialen die in een praktijk gebruikt worden, documentatie voorhanden te hebben om te weten of zij schadelijk kunnen zijn voor de gezondheid. Zowel bij contact als door inademing kunnen zich bij bepaalde componenten risico's voordoen. Actuele informatie over mogelijke gevaren voor de gezondheid van praktisch alle tandheelkundige producten is te vinden op de website van de Nederlandse Vereniging van Groothandelaren in de Tandheelkundige branche: www.vgt.nl.[4]

Met name de giftigheid (toxiciteit) en de mate waarin een materiaal allergie kan veroorzaken (de allergene werking) zijn niet alleen voor patiënten maar ook voor alle leden van het tandheelkundige team van belang. Zij, en de tandartsassistente in het bijzonder, hebben immers intensieve omgang met deze materialen en staan bloot aan alle bijbehorende gevaren. Om een veilige werkomgeving te creëren en te handhaven voor het gehele tandheelkundige team verdient zorgvuldig omgaan met bijvoorbeeld composiet en bonding nadrukkelijk de aandacht.

1.5.3 OOGBESCHERMING

Bij het gebruik van laserapparatuur moeten de ogen van alle betrokkenen, dus ook die van de patiënt, met een donkere bril worden beschermd.

Bij gebruik van blauw halogeen- of LED-licht behoeven de ogen van de teamleden bescherming tegen het intens blauwe licht van de uithardingslampen. Hiervoor zijn losse oranje schildjes verkrijgbaar, oranje 'kraagjes' die men rond de lichtbron kan bevestigen en ten slotte ook zeer doeltreffende oranje brillen (figuur 1.7).

Voor een groot aantal patiënten is bovendien de verlichting boven de behandelstoel erg hinderlijk. Ook hiervoor zou oogbescherming in de vorm van een zonnebril aangereikt kunnen worden.

Het beschikbaar stellen van een beschermbril aan alle patiënten is een goede gewoonte als het gaat om hun bescherming en veiligheid (figuur 1.8a en 1.8b). In steeds meer praktijken is het aanbieden van de patiëntenbeschermbril een routinehandeling bij de voorbereiding van

---

4 Kijk op deze site onder 'Veelbezocht' bij 'Veiligheidsinformatiebladen'. De nieuwe naam hiervoor luidt: branchespecifieke stoffenmanager.

een behandeling. Voorkomen (dat er iets in de ogen spat) is naar oeroude zegswijze immers altijd nog beter dan genezen.
Na elke behandeling moeten de beschermbrillen gereinigd worden met alcohol.

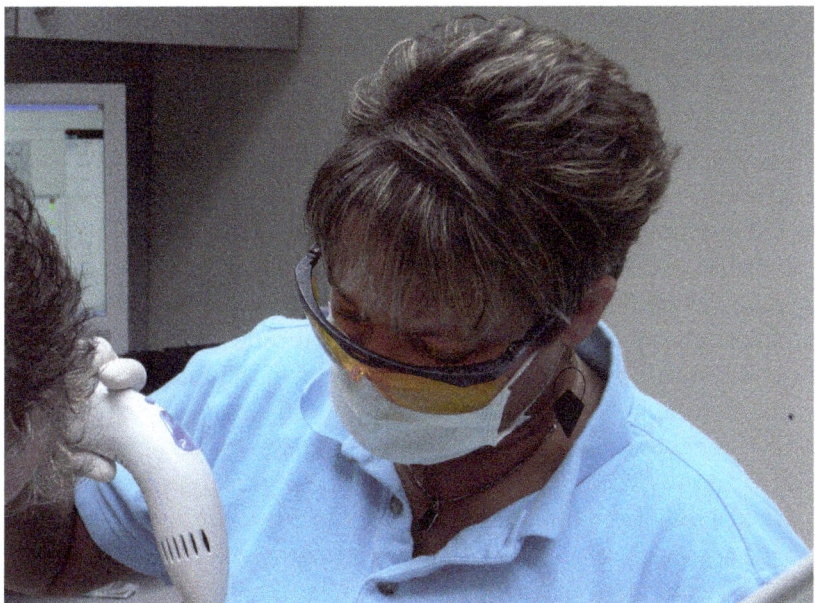

Figuur 1.7 *Oranje beschermbril voor de assistente.*

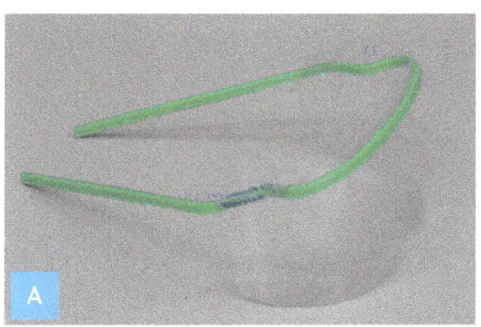
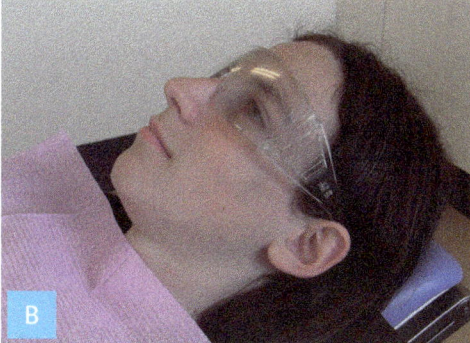

Figuur 1.8a *Universele lichtgewicht veiligheidsbril voor de patiënt.*
Figuur 1.8b *Alternatieve veiligheidsbril.*

1.5.4 EERST HULP

Om medische noodsituaties in de tandartspraktijk het hoofd te kunnen bieden is het van belang dat een tandartsassistente in het bezit is van een EHBO-diploma. Een noodzakelijke aanvulling daarop is een cursus reanimatie. Om de kennis en vaardigheden daaromtrent up-to-date te houden zal men elk jaar een herhalingscursus moeten volgen.[5]
In de praktijk moeten voldoende hulpmiddelen aanwezig zijn om adequate hulp te kunnen bieden. Naast een beademingsmasker (figuur 1.9a) dient de tandarts te beschikken over een set noodmedicatie (figuur 1.9b), bestaande uit enkele ampullen adrenaline en dexomethazon voor gebruik bij allergische reacties, een gebruiksklare verpakking glucagon bij een te laag bloedsuikergehalte, kortweg hypo genoemd, de Nitrolingual pompspray bij angina pectoris of een dreigend hartinfarct, en enkele tabletjes valium voor gevallen van hyperventilatie. Eventueel kan aan de set noodmedicatie ook een verpakking Ventolin worden toegevoegd voor benauwdheid bij astmapatiënten, maar meestal hebben de patiënten dat zelf bij zich.
Steeds meer praktijken beschikken tevens over een AED (Automatische Externe Defibrillator), die kan worden ingezet bij een acute hartstilstand of een ongecoördineerde hartslag waardoor het hart niet goed meer pompt.
De assistente moet de noodmedicatie op vaste momenten in het jaar controleren in verband met het snel verlopen van de uiterste gebruiksdatum van enkele van deze middelen. Uiteraard dient zij indien nodig verse medicamenten te bestellen.

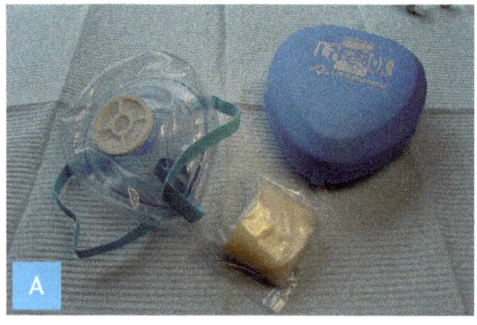
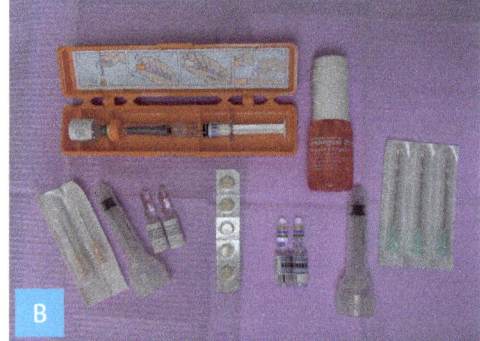

Figuur 1.9a *Beademingsmasker.*
Figuur 1.9b *Basisset noodmedicatie.*

5 Zie voor een algemene inleiding over dit onderwerp Standby Praktijkreeks: *Zelfstandige (be)handelingen.* Deel 3, hoofdstuk 3, Medische noodsituaties.

1.6 Assisteren aan de stoel

Voor taken die direct betrekking hebben op behandelingen neemt de tandartsassistente plaats aan de behandelstoel. In de meeste gevallen zal het assisteren zittend geschieden, maar er zijn verschillende situaties waarin het nodig of handig is om tijdens het werk aan de stoel te staan. In beide houdingen is het belangrijk om de werkzaamheden met gedegen kennis van de ergonomie te vervullen. Hierdoor kan de kans op het ontstaan van blessures of, in het ergste geval, zelfs arbeidsongeschiktheid zo klein mogelijk worden gehouden.

1.6.1 ASSISTEERHANDELINGEN ALGEMEEN

Er is sprake van klinische werkzaamheden wanneer een tandartsassistente tijdens behandelingen in direct contact komt met de patiënt. Deze klinische handelingen bestaan van oudsher in de eerste plaats uit het afzuigen van het speeksel en koelwater dat tijdens de behandeling vrijkomt. De behandelaar houdt daardoor een hand vrij om een mondspiegeltje vast te houden. Zo wordt door de (afzuig)hulp van een assistente de behandelaar in de gelegenheid gesteld om – met indirect zicht – in de bovenkaak te werken. De winst daarvan is dat de behandelaar op ergonomisch verantwoorde wijze kan werken en de patiënt zich door het afzuigen kan ontspannen, omdat de mond niet 'volloopt'.

Daarnaast wordt een tandartsassistente meestal ingeschakeld voor het aanmaken van afdruk- en restauratiematerialen. Hierdoor wordt niet alleen een vlotte behandeling mogelijk, maar kan ook op het gebied van infectiepreventie een optimale situatie worden gecreëerd.

In principe vragen alle werkzaamheden continue waakzaamheid van de assistente op het gebied van infectiepreventie. Zeker een assistente die zonder collega's in een (solo)praktijk werkt, zal zich ook bij administratieve handelingen zoals telefoneren en behandelkaarten invullen telkens bewust moeten zijn van de mogelijkheid van het ongewenst verspreiden van micro-organismen.

Het werken aan de stoel vraagt een grote bereidheid van de verschillende teamleden om nauw samen te werken. Dit vereist flexibiliteit van de tandartsassistente op momenten dat een behandeling anders verloopt (of meer tijd vraagt) dan was voorzien of wanneer de behandelaar eenzijdig besluit tot een andere koers.

1.6.2 FOUR-HANDED DENTISTRY

Het assisteren aan de stoel is tijdens de jaren 60 van de vorige eeuw in Amerika vanwege het toentertijd heersende tandartsentekort sterk geïntensiveerd om sneller te kunnen behandelen en dus meer patiënten te kunnen helpen. De werkzaamheden van de assistente werden steeds meer gericht op het *samen behandelen* in plaats van het assisteren en logistieke ondersteuning bieden.

Dit 'samen behandelen' had zoveel voordelen dat dit behandelconcept nadien onder de naam four-handed dentistry (vierhandige tandheelkunde) is blijven bestaan. De uitgangspunten van four-handed dentistry zijn:
- het verhogen van de productiviteit zonder verlies van kwaliteit van de zorg;
- het minimaliseren van stress en vermoeidheid van de behandelaars, waardoor de kans op blessures of ander ongemak dat door het werk ontstaat, afneemt;
- het efficiënt met tijd en energie omgaan van de teamgenoten;
- het comfort van de patiënt optimaliseren doordat de behandeling zo min mogelijk tijd in beslag neemt en doordat er een ontspannen sfeer geschapen wordt vanwege het geringe aantal handbewegingen van de behandelaar, hetgeen een rustige indruk maakt.

Uit onderzoek is gebleken dat door gebruik te maken van four-handed dentistry de productiviteit enorm kan toenemen, terwijl tegelijkertijd klachten door spanning en vermoeidheid sterk verminderen!
Dit is onder andere te danken aan het feit dat in een four-handed setting zowel de behandelaar als de assistente in een optimale werkhouding kunnen behandelen. Het werken met de zogenaamde *washed field* techniek is daarvan een zeer duidelijk voorbeeld. Hierbij kan de behandelaar met indirect zicht ongestoord boren, omdat de assistente met de meerfunctiespuit de spiegel van de behandelaar voortdurend droogblaast en/of schoonspoelt. Het zicht is daardoor rustig en helder, en de behandelaar komt niet meer in de verleiding om het werkterrein 'even' met direct zicht te bekijken met alle onwenselijke buigingen en krommingen van zijn wervelkolom van dien.

Ook in Nederland ontstond in de jaren 60 van de vorige eeuw aandacht voor four-handed dentistry. Het onderwijs aan tandheelkundestudenten werd vanuit dit concept aangeboden. Helaas is de aandacht voor deze werkwijze de laatste decennia verslapt en kennen lang niet alle tandartsen nog de vele voordelen van het concept.

1.6.3 VOORWAARDEN FOUR-HANDED DENTISTRY

Werken volgens het concept van four-handed dentistry stelt een aantal specifieke eisen aan het tandheelkundig team en de behandelsetting

als in zijn totaliteit. Een aantal belangrijke voorwaarden voor het team als geheel, de individuele teamleden, de bedrijfsvoering en de praktijkinrichting staat hier op een rij:
- Het *hele* team moet gemotiveerd zijn om volgens dit concept te werken. De samenwerking aan de stoel is zo intensief dat zowel tandarts als assistente op elk moment volledig op elkaar moeten kunnen rekenen.
- Gezamenlijke training is noodzakelijk om een goede houding, beweging en positie rond de stoel aan te leren, gebaseerd op de basisprincipes van de ergonomie.[6]
- De teamleden moeten met elkaar vertrouwd zijn, omdat ze bij het werk aan de stoel zo dicht bij elkaar moeten zitten dat ze 'in elkaars ruimte' zitten.
- Alle teamleden moeten goede teamspelers willen zijn of worden: *het gaat nadrukkelijk om samen behandelen!*
- De teamleden moeten de bereidheid hebben om elkaar te corrigeren en zichzelf te laten corrigeren.
- De assistente moet flexibel zijn om de regie van de behandelaar te kunnen (en willen) volgen tijdens de behandeling.
- De teamleden moeten openstaan voor veranderingen: ze dienen bereid te zijn zich nieuwe gewoonten en technieken eigen te maken en oude, inefficiënte gewoonten af te leren.
- Er dienen protocollen te worden opgesteld van de specifieke werkwijze in de praktijk voor het aanleren van gestandaardiseerde procedures, waardoor het voor alle betrokkenen duidelijk is wat men van elkaar mag verwachten.
- Het kost de nodige tijd om deze werkwijze volledig in te voeren in de praktijk of om een nieuw teamlid te trainen.
- De teamleden moeten bereid zijn elkaar met feedback te ondersteunen om te komen tot een maximaal effect van four-handed dentistry.
- Er is een goede planning vereist die volledig is afgestemd op het tempo dat in teamverband gerealiseerd kan worden.
- Men moet de bedrijfsvoering afstemmen op deze werkwijze: zo moet er een balieassistente beschikbaar zijn voor het beantwoorden van de telefoon en/of een omloopassistente voor het uitvoeren van de logistieke taken rondom de behandeling.

---

6 Zie ook hoofdstuk 5 en 6.

1.7 Slotbeschouwing

Vanwege de aard van het beroep en het tempo waarin een tandartsassistente de verschillende werkzaamheden moet uitvoeren, kan worden gesteld dat een aantal persoonlijke eigenschappen positief zal bijdragen aan een adequate beroepsuitoefening. In het kort kunnen deze eigenschappen worden beschreven aan de hand van de volgende typeringen. Een goede tandartsassistente is:
- *alert*: ze hoort 'alles' en merkt alles op, ook als ze niet direct wordt aangesproken;
- *dienstbaar*: bij onverwachte koerswijzigingen of uitloop door de behandelaar past ze haar werkzaamheden aan zonder negatieve gedragingen of gevoelens;
- *een teamspeler*: ze kan zich goed voegen in samenwerkingsverbanden en zich collegiaal opstellen in het tandheelkundige team;
- *efficiënt en vlot* in het verrichten van routinematige werkzaamheden;
- *gedisciplineerd*: ze kan zich ertoe zetten om ook minder prettige werkzaamheden accuraat uit te voeren;
- *gestructureerd*: ze kan de verschillende werkzaamheden goed plannen en tijdig uitvoeren;
- *netjes*: zowel op de uiterlijke verzorging als in de omgang met anderen mag niets aan te merken zijn;
- *nauwgezet*: ze dient het vaak zeer precieze werk en alle noodzakelijke fijne handelingen naar behoren te kunnen uitvoeren.

Verder beschikt een goede tandartsassistente in beginsel over een goede geestelijke en lichamelijke conditie. Een gezonde leefstijl met gezonde voeding, voldoende lichaamsbeweging en het vermijden dan wel voorkomen van stress dragen daartoe bij. Dankzij deze goede conditie weet zij het hoofd te bieden aan de doorgaans hoge werkdruk, de veelvuldige en langdurige blootstelling aan micro-organismen en de vermoeidheid door ingespannen werkhouding en complexiteit van de tandheelkundige behandelingen.

2 Zorg voor de patiënt

2.1 Inleiding

Een (gediplomeerde) tandartsassistente heeft naast het uitvoeren van ondersteunende werkzaamheden voor de behandelaar ook de taak om de patiënt tijdens de behandeling te begeleiden. Hieronder wordt verstaan de zorg voor lichamelijk en geestelijk welzijn als ook het voorlichten van de patiënt over relevante onderwerpen.
Een ervaren tandartsassistente kan vaak ook signalen van angst en spanning opvangen die niet door de patiënt direct uitgesproken worden. Het tijdig registreren van dergelijke uitingen en er adequaat op reageren zorgen ervoor dat de patiënt zich vertrouwd kan voelen.

De rol van de tandartsassistente bij het begeleiden van patiënten is die van een opgewekte en voorkomende persoonlijkheid. Dit vertaalt zich eenvoudig in een prettige en geruststellende conversatie met de patiënt waarin belangstelling voor de patiënt een belangrijke plaats inneemt. Dat is niet altijd een vanzelfsprekende vaardigheid van de (jonge) tandartsassistentes. Onervarenheid en daardoor onzekerheid kunnen het communiceren en onbevangen spreken in de weg staan. Een training gesprekstechnieken kan ervoor zorgen dat een assistente zich in de gevraagde communicatieve vaardigheden bekwaamt.

Bij de zorg *voor* de patiënt dient verder de betrokkenheid *bij* de patiënt centraal te staan, zodat als vanzelf gestreefd wordt naar maximale kwaliteit van de verrichtingen.

2.2 Zorg voor lichamelijk welzijn van de patiënt

Het correct ontvangen van de patiënt en vervolgens de behandelstoel in de juiste positie brengen, afhankelijk van de mogelijkheden van de patiënt, is een handeling waarbij met het lichamelijk welzijn van de patiënt rekening gehouden kan worden.

2.2.1 ALGEMENE AANDACHTSPUNTEN

Om het voor de patiënt zo comfortabel mogelijk te maken, kunnen de volgende aandachtspunten in gedachten worden gehouden:
- Geef aan dat je de stoel naar achteren gaat brengen; laat de patiënt niet schrikken van een onverwachte beweging.
- Houd bij patiënten met rugklachten in de anamnese of met andere bewegingsbeperkingen rekening met de (on)mogelijkheden om een optimale behandelpositie te realiseren. In een enkel geval wil of kan de patiënt in het geheel niet achterover worden geplaatst, bijvoorbeeld bij zwangere vrouwen of bij medische indicaties. Bij hen zal voor korte behandelingen gekozen moeten worden om de lichamelijke belasting voor het behandelteam niet te groot te laten worden.
- Voor patiënten die het onprettig vinden om ver achterover te worden gebracht, kan een kussentje in de rug het comfort verhogen.
- De hoofdsteun mag bij oudere patiënten niet te ver naar achteren geklapt worden in verband met het risico op afknellen van zenuwbanen en bloedvaten in het gebied van de halswervels.
- Kleine kinderen passen per definitie niet goed in een normale behandelstoel. Het plaatsen van een kinderzitje kan dan uitkomst bieden. Deze stoelverhogers kunnen door een aantal fabrikanten als accessoire bij de behandelstoel worden geleverd.
Het is echter ook heel doeltreffend om een grote, met versnipperd papier gevulde pedaalemmerzak als zitsteun te gebruiken (zie figuur 2.1). Het voordeel hiervan is dat er niet alleen een verhoging ontstaat, maar dat het hulpmiddel ook de mogelijkheid biedt voor zijwaartse steun aan zeer kleine patiëntjes.
- Let erop dat de operatielamp niet in de ogen van de patiënt schijnt. Dit is onder andere te realiseren door het licht van achter de behandelaar te laten komen. In verband met een ergonomische werkwijze wordt dit sterk aanbevolen, het licht valt dan namelijk in de kijkrichting van de behandelaar hetgeen een betere werkhouding mogelijk maakt.
- Het is een goede gewoonte om bij elke behandeling standaard wat vaseline op de lippen van de patiënt aan te brengen. Dit biedt veel comfort.
- Indien noodzakelijk kan de vorm van de hoofdsteun worden gecorrigeerd door het gebruik van een nekrol. Hiervoor is een opgerolde handdoek ook prima geschikt.
- Bij de behandeling van kleine kinderen is het door hun beweeglijkheid niet te vermijden dat de operatielamp regelmatig in hun ogen schijnt. Een zonnebril vermindert de overlast en heeft als

neveneffect dat het kind zich kan 'verstoppen' in zijn eigen wereldje. Dit maakt de behandeling wat minder bedreigend in geestelijk opzicht.

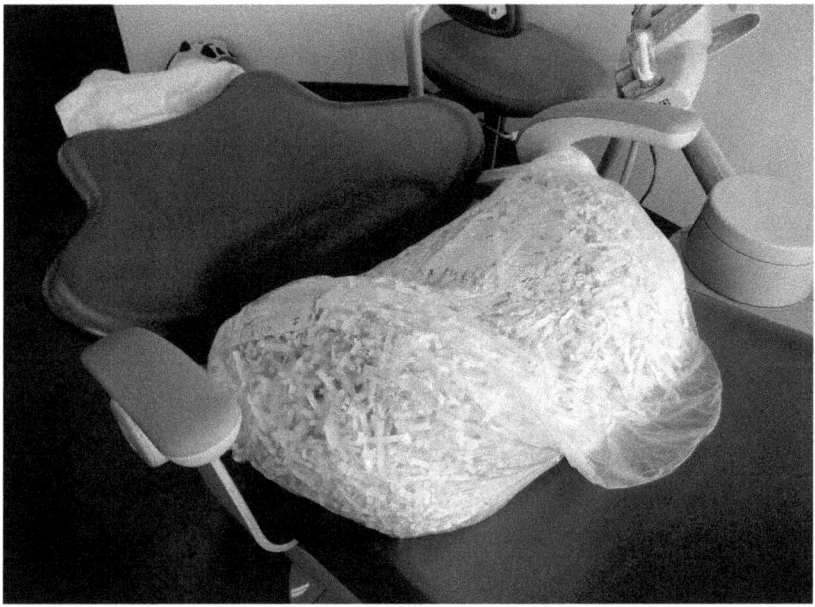

Figuur 2.1 *Versnipperd papier als alternatieve zitsteun voor kleine patiëntjes.*

2.2.2 ZORG VOOR MEDISCH GECOMPROMITTEERDE PATIËNTEN

Preventie van medische noodsituaties behoort hoge prioriteit te hebben in de tandheelkunde. Een actuele medische anamnese is daarvoor vereist. Check altijd de uitkomsten van de medische anamnese in verband met noodzakelijke voorzorgsmaatregelen. Let daarbij goed op waarschuwingen op de patiëntenkaart.

Van een aantal situaties wordt hieronder kort aangegeven wat de gevaren en de consequenties zijn bij onvoldoende preventieve maatregelen. Voor informatie over hoe te handelen in het geval dat er zich ondanks preventieve maatregelen toch een medische noodsituatie voordoet, wordt verwezen naar een cursus over medische noodsituaties in de tandartspraktijk.[7]

---

7 Een korte inleiding over dit onderwerp is te vinden in de Standby Praktijkreeks: *Zelfstandige (be)handelingen.* Deel 3, hoofdstuk 3, Medische noodsituaties.

Latexallergie

In geval van een latexallergie moet in beginsel volledig latexvrij worden behandeld. Als de teamleden latexonderzoekshandschoenen plegen te dragen verdient het de voorkeur om een patiënt met latexallergie bij voorkeur aan het begin van de werkdag te behandelen, uiteraard met latexvrije handschoenen. Op dit moment van de dag zweven er dan nog geen latexdeeltjes in de lucht die door het aan- en uittrekken van latexhandschoenen vrijkomen. Dit verkleint de kans op een allergische reactie.

De allergische reactie op latex wordt bij elk volgend contact heviger en kan tot ernstige situaties leiden.[8]

Patiënt met hartfalen

Patiënten met hartfalen in de anamnese mogen niet plat in de behandelstoel liggen. In die houding wordt het overtollige vocht dat door de zwaartekracht in de (dikke) voeten en enkels is opgehoopt namelijk plotseling opgenomen in hun bloedcirculatie. Dit kan resulteren in acute benauwdheid.

2.3 Zorg voor geestelijk welzijn van de patiënt

Het is een feit dat vrijwel alle patiënten in meer of mindere mate gespannen zijn tijdens het bezoek aan de tandartspraktijk. Meestal wordt dit eenvoudigweg benoemd als 'angst voor de tandarts'. Bij kinderen kan die angst erg op de voorgrond staan, maar ook in andere leeftijdscategorieën kan angst in heftige mate voorkomen. Zo kan vooral bij psychiatrische patiënten en bij drugsverslaafden sprake zijn van extreme angst voor de tandarts.

Hoewel het te ver voert om in dit boek alle mogelijke angsten en maatregelen uitgebreid te bespreken, zal worden stilgestaan bij de volgende algemene punten die kunnen helpen om tegemoet te komen aan de angst bij patiënten.

- Probeer bij het ontvangen van de patiënt de aandacht wat af te leiden door een eenvoudig, luchtig gesprekje over wat dagelijkse dingen. Dit breekt het ijs en brengt doorgaans wat ontspanning.
- Bij erg angstige patiënten is het belangrijk om rustig en duidelijk te spreken.
- Creëer een rustige behandelsituatie waarin bij voorkeur niet onverwacht een telefoon kan rinkelen en waar geen onrust ontstaat

---

8 Zie ook Standby Praktijkreeks: *Infectiepreventie van A tot Z*, hoofdstuk 6, Capita selecta.

doordat andere teamleden door de behandelruimte moeten of kunnen lopen tijdens de behandeling.
- Geef van tevoren duidelijke informatie over de voorgenomen behandeling als dat nog niet bekend mocht zijn, en houd tijdens de behandeling de patiënt op de hoogte van de voortgang. Leg daarbij voor zover dat mogelijk is telkens uit wat de volgende stap is. Hierdoor wordt de aandacht van patiënten op de volgende stap gericht en geef je ze als het ware 'controle' over de behandeling doordat ze weten wat er gebeurt.
- Toon belangstelling voor het welzijn van de patiënt: informeer daarom regelmatig of de patiënt nog gemakkelijk ligt en of alles goed gaat.
- Probeer er in de conversatie met de patiënt naar te streven om een zogenaamde yes-set te bewerkstelligen. Hiermee wordt bedoeld dat je je vragen zodanig formuleert dat de patiënt met 'ja' of een ander positief antwoord zal reageren.
- Vraag (aan kinderen) niet *of* ze een 'stofzuiger' in de mond willen, maar vraag *welke* stofzuiger ze willen: de grote of de kleine. Natuurlijk kiezen ze bijna altijd de kleine. Omdat ze de stofzuiger zelf hebben kunnen kiezen wordt hun bereidheid om aan de behandeling mee te werken aanzienlijk vergroot. Bovendien ga je door deze vraag te stellen automatisch aan de keuze voorbij of er sowieso wel een afzuiger gebruikt mag worden in hun mond.
- Bij gespannenheid van de patiënt kan afhankelijk van de leeftijd gezocht worden naar geruststellende gesprekjes of handelingen. Zo zal het bij kinderen tot een jaar of 4 geruststellend werken als ze worden aangeraakt. Pak bijvoorbeeld hun handjes even vast of leg je hand op hun schouder.
Voor de wat oudere kinderen kan het vertellen van een grappig verhaaltje afleiding en ontspanning geven. Vanaf de leeftijd van 7 à 8 jaar kun je hun (voorzichtig) precies vertellen wat er gaat gebeuren: deze kinderen hoef je niets meer wijs te maken met verhaaltjes. Ze willen dan niet meer kinderachtig benaderd worden en vinden het fijn om 'voor vol' te worden aangezien.
- Ook oudere patiënten vinden het vaak prettig en geruststellend als je hun hand vasthoudt of een hand op hun schouder legt. Doe dit weloverwogen, want bij sommige patiënten komt het verkeerd over en kan het als betuttelend worden ervaren.

2.4 Begeleiden van de patiënt

In nauw verband met de zorg voor het geestelijk en lichamelijk welzijn behoort er goede begeleiding van de patiënten te zijn door de tandartsassistente. Deze begeleiding bestaat in belangrijke mate uit het geven van goede en volledige informatie. Dit kan informatie zijn over de verwachtingen en vooruitzichten van een bepaalde behandeling of de te treffen voorzorgsmaatregelen bij gezondheidsproblemen of pijnklachten, maar het kan ook een deskundige uitleg zijn over het verloop van bepaalde behandelingen, inclusief het nazorgtraject en de nazorgmiddelen bij bepaalde specifieke ingrepen. Ten slotte moet de assistente ook een deskundig advies kunnen geven inzake spoedeisende situaties.

Probeer de informatie zo veel mogelijk aan te bieden op het niveau dat voor de patiënt geschikt is en bij voorkeur in een taal die de patiënt goed beheerst, desnoods met behulp van een tolk of een brochure die in de vreemde taal is opgesteld. Het is goed om je te realiseren dat de informatie beter overkomt als de mondelinge mededelingen worden aangevuld met een schriftelijke versie die de patiënt thuis nog eens rustig kan nalezen.

Verder moet voor een goede begeleiding van de patiënt gestreefd worden naar optimale ondersteuning bij de dagelijkse gang van zaken in de praktijk. Denk daarbij aan:
- duidelijk aangeven wat er van de patiënt wordt verwacht, bijvoorbeeld dat de patiënt langer moet wachten in het geval dat de voorgaande behandeling uitloopt;
- duidelijke aanwijzingen geven in welke behandelkamer een patiënt verwacht wordt en eventueel doorgeven wie de behandelaar zal zijn;
- verwijsprocedures duidelijk (schriftelijk) uitleggen en bij voorkeur een routebeschrijving meegeven;
- recepten uitreiken en bespreken waar het medicijn voor dient en welke bijzondere gebruiksvoorschriften ervoor gelden.

Kortom, de assistente dient voldoende helderheid te bieden om te voorkomen dat patiënten zich onzeker voelen over 'gewone' zaken.

Specifieke informatie over voor- en nazorg kan verschaft worden in de vorm van folders van het Ivoren Kruis (www.ivorenkruis.nl). Ook kan de tandartsassistente zelf foldermateriaal samenstellen met informatie die is toegesneden op de gang van zaken in de eigen praktijk.
Het samenstellen van een fotomap van verschillende werkstukken zoals die in de praktijk stap voor stap vervaardigd worden, kan be-

hulpzaam zijn bij het verschaffen van inzicht aan patiënten over bepaalde voorgestelde behandelingen.

Correct omgaan met vragen van patiënten en hulp bieden waar dat ook maar enigszins kan is bij het begeleiden van patiënten van essentieel belang. Patiënten die goed begeleid worden zullen zich prettig voelen. De algehele sfeer in de praktijk wordt voor een groot deel bepaald door de mate van patiëntgerichtheid, hetgeen ook de onderlinge sfeer tussen de werknemers ten goede kan komen.

Verwerken van tandheelkundige materialen

3.1 Inleiding

Er bestaat een grote verscheidenheid aan materialen die tijdens de behandelingen gebruikt kunnen worden. Dit hoofdstuk bevat basisinformatie waarmee de tandartsassistente, eventueel na enige praktische oefening, de bereiding en het correct verwerken van de materialen kan realiseren.

3.2 Voorbereiding algemeen

Voor het correct omgaan met tandheelkundige materialen is het van belang om goed te plannen en alle benodigde toebehoren van tevoren klaar te leggen. Veel materialen zijn strikt gebonden aan een bepaalde verwerkingstijd en oponthoud door ontbrekende attributen tijdens de verwerking veroorzaakt schade aan de kwaliteit van het eindproduct. Ook is de kans op smeercontaminatie (overdracht van micro-organismen door contact met besmette oppervlakken) geringer als alle spullen van tevoren met schone handen worden klaargezet.

Bij het verwerken van materialen dient men de hygiënemaatregelen zoals beschreven in de WIP-richtlijn Tandheelkunde in acht te nemen. Daarbij is speciale aandacht nodig voor materialen die, wanneer ze eenmaal gecontamineerd zijn, *nooit* meer schoon te maken zijn. Voorbeelden hiervan zijn alginaatpoeder, inhoud van flesjes poeder of vloeistof, en composiet in tubes.

De vuistregel is: *schoonhouden is beter dan schoonmaken*.

Bijkomend voordeel daarvan is dat het een hoop tijd scheelt bij het opruimen en schoonmaken achteraf.

3.2.1 GEBRUIKSAANWIJZING

Werk bij ieder product *altijd* volgens de richtlijnen van de fabrikant. Alleen dan kan een optimaal resultaat bereikt worden en zal het product de eigenschappen vertonen die door de fabrikant zijn toegezegd. Zorg er dan ook voor dat van alle materialen die in de praktijk worden gebruikt, de gebruiksaanwijzing in een verzamelmap zit. Zo kan bij materialen die slechts sporadisch worden toegepast, kort van tevoren deze informatie nog even worden ingezien. Bovendien is zo'n verzamelmap onontbeerlijk voor stagiaires en nieuwe teamleden.

Zorg er ook voor dat de verzamelmap actueel blijft door de gebruiksaanwijzingen van nieuwe materialen toe te voegen. Controleer af en toe ook of er van reeds lang in gebruik zijnde materialen wellicht een nieuwe gebruiksaanwijzing is uitgebracht.

Indien er onverhoopt geen gebruiksaanwijzing meer voorhanden is, kan de relevante informatie over een materiaal of product worden opgezocht op de website van de Nederlandse Vereniging van Groothandelaren in de Tandheelkundige branche (www.vgt.nl). Ook zijn doorgaans op websites van fabrikanten van veel producten uitgebreide informatiebladen opgenomen. Sommige fabrikanten leveren voor hun producten cd-roms met instructiemateriaal of handige chairside instructiekaartjes aan (figuur 3.1a en 3.1b). Kijk hiervoor bijvoorbeeld op www.acacia.nl met informatie over tal van producten van deze fabrikant.

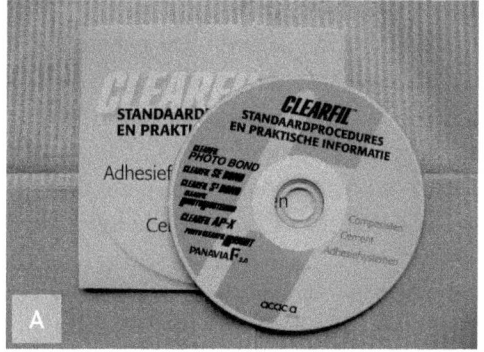 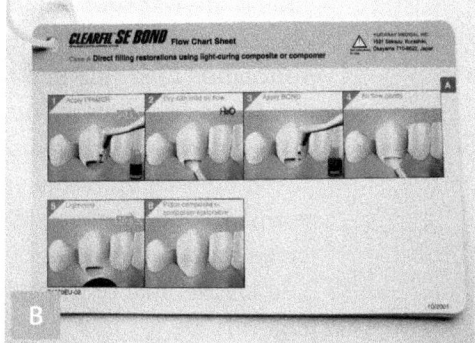

Figuur 3.1a Instructie-cd voor elke toepassing van dit merk composiet.
Figuur 3.1b Chairside instructiekaartjes.

Actuele productinformatie met duidelijke gebruiksaanwijzingen en het correct verwerken van de materialen zijn van essentieel belang om goede zorg voor patiënten te kunnen waarborgen. Een dure kroon bijvoorbeeld, die niet helemaal goed past omdat de voorgeschreven uithardingstijd van het afdrukmateriaal niet voldoende in acht is genomen, levert veel frustratie op bij het plaatsen en zal ook in de toekomst een bron van problemen blijven.

3.2.2 REINIGING NA GEBRUIK

Maak er een gewoonte van om alle instrumenten en overige hulpmiddelen *direct* na gebruik huishoudelijk te reinigen. Verwijder alle cement- en composietresten direct van de instrumenten nog voordat volledige uitharding heeft plaatsgevonden. Anders droogt het materiaal in op spatels, glasplaten en in afdrukspuiten. Dat kan bijvoorbeeld tot gevolg hebben dat het uit elkaar halen van de afdrukspuit zeer moeizaam of zelfs onmogelijk wordt. Alginaat kan, zolang het niet is uitgedroogd, met een droge tissue eenvoudig van de spatel en uit de mengnap/-beker worden verwijderd.

Om de juiste manier van reinigen te kiezen, dien je op de hoogte te zijn van de eigenschappen van de verschillende materialen. Hier volgen belangrijke tips:
- Glasionomeer is in water oplosbaar: glasplaatjes kunnen dus onder de kraan worden schoongemaakt.
- Composietrestjes laten zich het beste met een droge tissue verwijderen.
- Noodrestauratiematerialen zoals Cavit en IRM zijn doorgaans goed met alcohol te verwijderen.

Indien om wat voor reden dan ook de gebruikte apparatuur niet meteen afdoende is gereinigd, dan moet dat in elk geval wel gebeurd zijn voordat de instrumenten in de thermodesinfector of autoclaaf gaan. Op de plaats van de verontreiniging is het niet mogelijk om afdoende te desinfecteren of steriliseren. Bovendien kan de autoclaaf vervuild raken doordat de resten van de vervuiling (evenals roest!) aanslag vormen aan de binnenzijde van het ketelhuis of zich zelfs in het metaal ervan kunnen invreten.

Een laatste, niet te vergeten reden om nauwgezet te reinigen is de ergernis die wordt veroorzaakt bij het aantreffen van een vervuild instrument op het moment dat het gebruikt gaat worden.

3.2.3 RISICO'S VAN TANDHEELKUNDIGE MATERIALEN

Wees altijd bedacht op de minder prettige eigenschappen van sommige tandheelkundige materialen. Hierbij wordt gedoeld op:
- giftigheid (toxiciteit);
- schadelijkheid bij contact met de ogen;
- het kunnen opwekken van allergische reacties (allergene eigenschappen);
- de kans op prik- en snijaccidenten;
- nadelige gevolgen bij het morsen.

Toxiciteit

Bij het verwerken van amalgaam komt schadelijke kwikdamp vrij – niet alleen bij het aanmaken, maar ook tijdens het uitboren van oude amalgaamrestauraties! Goede afzuiging is daarom noodzakelijk om patiënten en het behandelteam te beschermen.

Ook fluoride is een giftig product. Toediening van een lokale fluorideapplicatie bij (kleine) kinderen kan een gezondheidsrisico opleveren, wanneer de patiënt per ongeluk te veel fluoride inslikt. Ook het vaak toedienen van fluoridelak bij kinderen met zuigflescariës kan een aanzienlijke hoeveelheid toegediende fluoride opleveren.

Ook is de toxische werking van waterstofperoxide, zeker bij het gebruik van hoge concentraties, niet ongevaarlijk. Waterstofperoxide wordt gebruikt bij het bleken van gebitselementen. Door het gebruik ervan zou slijmvlies van de gingiva een groter risico lopen op kwaadaardige aandoeningen.

Gevaar

In de categorie risicovolle materialen vallen verder etsgel en etsvloeistof. Wanneer bij het wegspoelen van ets per ongeluk een spetter in de ogen van de patiënt of een behandelaar terecht komt heeft dit nare gevolgen, zoals pijn en beschadiging van het hoornvlies. Gebruik daarom altijd een beschermbril voor jezelf en bij voorkeur ook voor de patiënt (figuur 1.8a en 1.8b). Mocht er toch etsmateriaal in de ogen komen, dan is het zaak om direct en overvloedig te spoelen met een oogdouche.

Allergische reacties

Het meest bekend in de categorie 'allergeen' zijn de kunstharscomponenten in composiet, bonding en het materiaal latex (natuurlijk rubber). Zorg ervoor zo min mogelijk in contact met deze materialen te komen om te voorkomen dat sensibilisatie optreedt. Dit is het proces waarbij door veelvuldig contact met een allergene stof een persoon op den duur een allergische reactie op dat materiaal gaat vertonen.

Prik- en snijaccidenten

Wat betreft de scherpe materialen moet men te allen tijde zorgvuldig en oplettend te werk gaan. Neem alle veiligheidsmaatregelen in acht wat betreft bescherming van jezelf, de patiënt en ook de schoonmaakploeg. Denk in deze context ook aan het ultrasone tandsteenapparaat! Om verwonding bij de behandelaar en patiënt te voorkomen, dient dit *alleen* te zijn aangekoppeld tijdens gebruik (figuur 3.2).

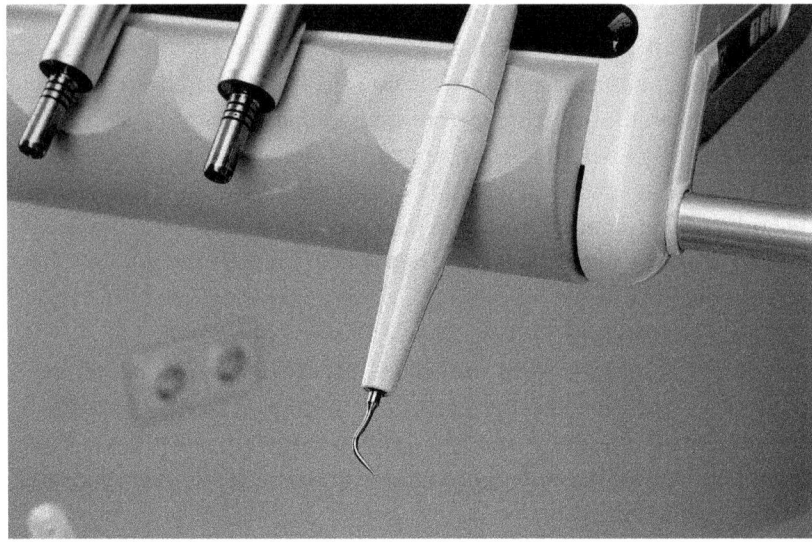

Figuur 3.2 Ultrasoon tandsteenapparaat: alleen aankoppelen tijdens gebruik!

Nadelige gevolgen
Ten slotte is er een aantal producten in de tandheelkunde dat ronduit vervelende eigenschappen heeft zonder dat ze direct schade aan de gezondheid toebrengen. Een voorbeeld hiervan is natriumhypochloriet NaOCL, dat onaangename vlekken kan veroorzaken in kleding. Ook ontwikkelaar is een stof die vervelende (bruine) vlekken achterlaat op kleding. Neem passende maatregelen indien zulke negatieve eigenschappen bekend zijn van een bepaald materiaal.

Voor uitgebreide informatie hieromtrent kan de branchespecifieke Stoffenmanager (beter bekend onder de naam Veiligheidsbladen) worden geraadpleegd. Kijk hiervoor, net als voor de gebruiksaanwijzingen, op www.vgt.nl: kijk onder 'veel bezocht' bij Veiligheidsinformatiebladen of op www.veiligheidsbladen.nl.

3.2.4 VOORRAADBEHEER
Zorg ervoor dat alle materialen onder goede omstandigheden bewaard worden tot het moment waarop ze gebruikt gaan worden. Pas daarbij het principe toe van *first in, first out* (FIFO): leg de 'verse' spullen altijd achteraan, zodat telkens het materiaal dat het langst op voorraad is zal worden gebruikt om de werkvoorraad aan te vullen. Controleer bij het aanbreken van een nieuwe verpakking voor de zekerheid altijd de expiratiedatum om er absoluut zeker van te zijn dat het materiaal niet

verouderd is. De eigenschappen van verouderde producten kunnen namelijk veranderen, hetgeen ongewenste gevolgen kan hebben. Optimale bewaarcondities gelden niet alleen voor de materialen die op voorraad zijn, maar moeten ook gelden voor de producten die reeds aangebroken zijn en deel uitmaken van de werkvoorraad. Zeker wanneer het verbruik langzaam gaat verdient een correcte bewaaromgeving de aandacht.

De volgende omstandigheden kunnen kwaliteitsvermindering in de hand werken:
- Blootstelling aan zuurstof: dit speelt een rol bij poeder en vloeistof van cementen. Daarom dienen na het uitnemen van de afgepaste hoeveelheid de flesjes onmiddellijk te worden gesloten. Handel volgens de stelregel: *de flesjes zijn altijd dicht, behalve als ze open zijn.*
- Uitdroging: dit geldt voor latex cofferdam.
- Te grote temperatuurschommelingen: deze kunnen ongunstig zijn voor het ontwikkelen van röntgenfoto's. Dit dient bij een standaardtemperatuur van 20 °C te geschieden.
- Voortijdig toegetreden licht bij LC-materialen: dit geldt zowel voor daglicht als het licht van de operatielamp.
- Verlies van steriliteit bij losse opslag. Dit doet zich voor wanneer carpules met verdovingsvloeistof los in een lade worden gelegd in plaats van ze in de originele blisterverpakking te laten zitten tot het moment van gebruik.
- Voor het bewaren van röntgenfoto's geldt dat ze zich niet in de primaire bundel van het röntgenapparaat mogen bevinden, omdat dit op den duur, zeker wanneer een bepaald type foto slechts weinig gebruikt wordt, kan leiden tot een grijze achtergrondruis op de foto's.

3.3 Basismaterialen

In deze paragraaf worden enkele materialen en behandelingen besproken die vaak (gecombineerd met deelverrichtingen) worden toegepast bij veelvoorkomende tandheelkundige behandelingen.

3.3.1 RÖNTGENFOTO'S

Bij het maken van röntgenopnamen zijn verschillende materialen betrokken. Allereerst het beeldplaatje (of de sensor) dat belicht gaat worden. Daarnaast is instelapparatuur nodig om de juiste inschietrichting te waarborgen. De assistente kan de juiste instelapparatuur gereed maken en bij voorkeur de beeldplaat reeds in de houder monteren zodat de behandelaar het geheel slechts in de mond hoeft te plaatsen. Voor het vervaardigen van een hele röntgenstatus kunnen alle foto's reeds volgens de systematiek van de status worden klaargelegd (figuur 3.3).

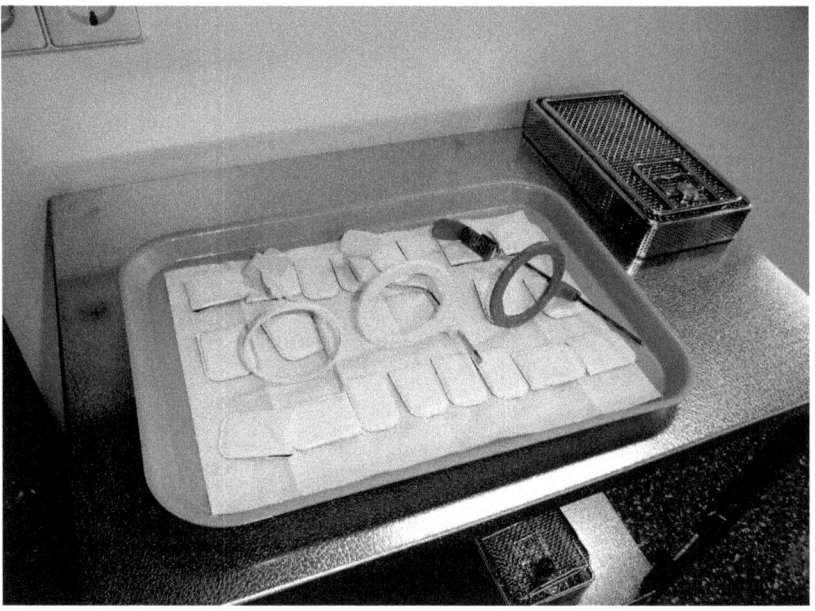

Figuur 3.3 Röntgenfoto's liggen gereed voor een complete röntgenstatus.

Ook kunnen er enkele wattenrollen worden klaargelegd om de instelapparatuur te stabiliseren in de mond. Verder moeten zaken als handalcohol, tissues en alcohol voor desinfectie van de beeldplaatjes worden klaargelegd.
Zodra de behandelaar klaar is met het maken van de röntgenopnamen kan de assistente overgaan tot het ontwikkelen of scannen van de foto's om de beelden vervolgens op de computer of lichtbak aan te bieden.
Er gelden verschillende manieren voor analoge en digitale beelden om tot een goede beeldvorming te komen. Volg hiervoor nauwgezet de aanwijzingen van de fabrikant van de beelddragers en de gebruiksaanwijzing van de scanner of ontwikkelautomaat.[9]

9 Zie voor uitgebreide informatie Standby Praktijkreeks: *Zelfstandige (be)handelingen*. Deel 3, hoofdstuk 1.

3.3.2 LOKALE ANESTHESIE

Bij het klaarmaken van lokale anesthesie gelden de volgende regels:
– Gebruik in eerste instantie *altijd* een aspiratiespuit. Met dit type spuit is het mogelijk om controle uit te oefenen op het al dan niet in de bloedbaan injecteren. Wanneer de behandelaar echter duidelijk te kennen geeft dat een aspiratiespuit niet nodig is, kun je een eenvoudige knikbare spuit met platte stempel klaarmaken.
– Kies afhankelijk van de medische omstandigheden van de patiënt en bepaald medicijngebruik en eventueel de voorkeur van de behandelaar een geschikte verdovingsvloeistof. Overleg bij twijfel altijd eerst met de behandelaar. Noteer op de patiëntenkaart welke vloeistof en hoeveel carpules bij de behandeling zijn gebruikt.
– Neem een carpule uit de blisterverpakking. Let erop dat je de metalen afsluiting met rubbermembraan aan de kopzijde in geen geval aanraakt! Deze komt steriel uit de verpakking en moet dat blijven tot het moment dat de naald erdoorheen wordt gestoken.
– Plaats de carpule in de juiste richting in de carpulehouder.
– Bij niet-automatisch aspirerende spuiten moet nu met kracht de weerhaak van de plunger in de dikke rubberstop aan de achterzijde worden gedrukt. Controleer of die voldoende grip heeft om te kunnen aspireren door aan de plunger te trekken. Er moet dan duidelijke weerstand te voelen zijn en de plunger schiet niet los als het goed is.
– Kies een geschikte anesthesienaald. Naalden verschillen qua diameter en lengte. Doorgaans wordt voor een verdoving in de molaarstreek van de onderkaak een lange naald gebruikt om dicht bij het foramen mandibulae te kunnen komen. Voor alle overige plaatsen in de mond kan met een dunne korte naald worden volstaan. Overigens zijn er behandelaars die voor alle plekken in de mond een korte naald gebruiken.
– Verwijder de verzegelde dop van de naald met een korte draaibeweging. Steek de achterzijde van de naald in de carpule, draai de naald stevig op de spuit en leg de losse dop op een schoon werkoppervlak of plaats hem op de voorzijde van de beschermkap.
– Geef nu druk op de rubberstop van de carpule totdat er vloeistof uit de naald komt.
– Vlak voor het aangeven van de carpulespuit trekt de assistente de beschermkap iets los.
– Aan de stoel geeft de assistente de spuit aan de behandelaar. Daarbij beweegt de assistente de beschermkap van de naald.
– De beschermkap wordt los op het werkblad of de instrumententray gelegd om handsfree te kunnen recappen na gebruik.

- Herplaats de anesthesiespuit handsfree in de vrij liggende beschermkap (handsfree recappen). Pas als de naald er praktisch geheel in verdwenen is kan de spuit worden opgenomen om de kap stevig aan te duwen.
- Verwijder na gebruik de naald en carpule en deponeer ze in een container voor gevaarlijk afval.

In een aantal gevallen zal zeer lokaal intraligamentaire verdoving worden toegepast bij een gebitselement. De gebruikelijke citoject kan na montage worden voorzien van een carpule verdovingsvloeistof en een kort injectienaaldje. Maak de spuit gebruiksklaar door een aantal maal op de handel te klikken totdat er vloeistof vrijkomt uit de naald. Let er bij het demonteren van de citoject op dat het doorzichtige plastic beschermhoesje dat zich voor het venstertje bevindt, niet wordt weggegooid! In het geval dat de carpule breekt, kunnen glassplinters en verdovingsvloeistof dan ongecontroleerd wegspatten.

3.3.3 SPEEKSELBANNERS

Als onderdeel van praktisch elke behandeling zullen maatregelen getroffen moeten worden om het werkterrein vrij te houden van speeksel. Naast de bekende nevel- en speekselafzuigers is een aantal materialen beschikbaar om het speeksel weg te houden. Er wordt onderscheid gemaakt tussen *absoluut droogleggen* en *relatief droogleggen*. Bij het absoluut droogleggen ontstaat door het aanbrengen van cofferdam 100% isolatie van het werkgebied voor speeksel en ademvocht. Deze methode kan worden toegepast als hooguit enkele gebitselementen naast elkaar behandeld moeten worden onder (strikt) droge omstandigheden.

Bij relatief droogleggen blijft de kans bestaan dat er ademvocht in contact komt met het werkterrein. Bovendien kan er bij een onverwachte beweging van de tong, wang of lip speeksel naar het werkterrein vloeien. Veelal vanwege een gebrek aan routine vindt een groot aantal behandelaars het gebruik van cofferdam erg lastig en tijdrovend. Zij beperken het gebruik ervan tot endodontische behandelingen en passen bij alle overige behandelingen relatief droogleggen toe.

3.3.3.1 *Werkwijze voor absoluut droogleggen*

Bij het absoluut droogleggen dient de assistente de cofferdam volledig gebruiksklaar aan te reiken aan de behandelaar. Dat betekent stapsgewijs:
- Lapje cofferdam uit de verpakking nemen. (Bij gebruik van coffer-

dam op een rol: cofferdam bij een punt vastpakken, als een driehoek naar binnen vouwen en daarnaast afknippen.)
- Cofferdam voorzien van getekende of gestempelde tandbogen.
- Perforatie(s) aanbrengen in de lap cofferdam: op de goede plaats en in het juiste aantal.
Voor endo's alleen het desbetreffende element en voor meervlaksrestauraties behalve het te restaureren element ook het buurelement aan de zijde van de te prepareren box(en).
- Een geschikte cofferdamklem selecteren.
- De cofferdamklemtang vanaf mesiale richting in de bek plaatsen, openen en daarna blokkeren in deze stand (figuur 3.4a en 3.4b).
- Aanreiken met de bek van de klem wijzend naar de gingiva (figuur 3.5a en 3.5b).

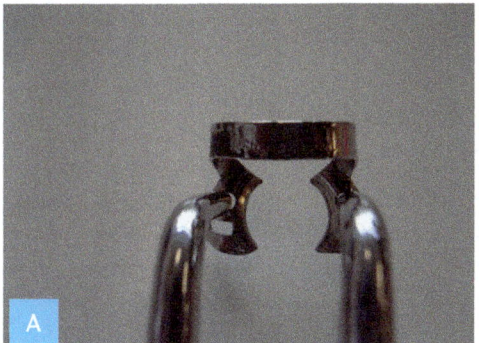 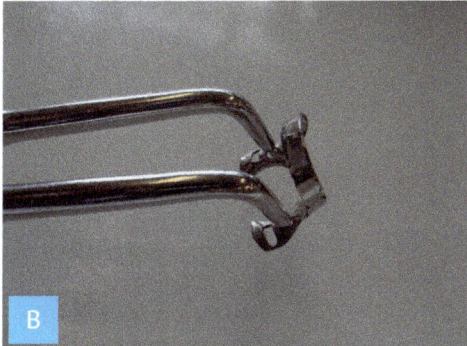

Figuur 3.4a *Positie cofferdamklem: beugel bevindt zich altijd vóór de tang.*
Figuur 3.4b *Positie cofferdamklem: beugel wijst altijd omhoog!*

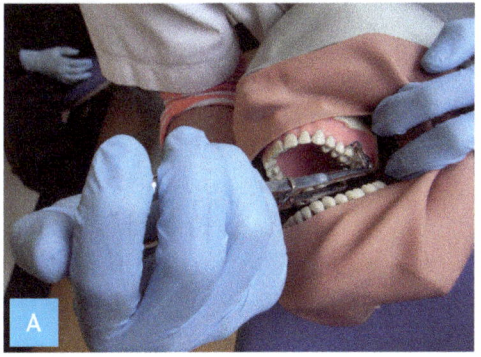 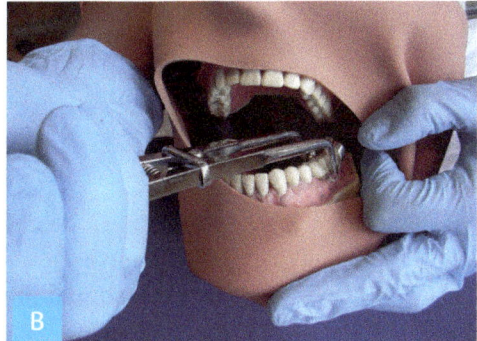

Figuur 3.5a *Inzetrichting voor de bovenkaak.*
Figuur 3.5b *Inzetrichting voor de onderkaak.*

Bij het gebruik van zogenaamde vleugelklemmen kan de cofferdam kant en klaar worden aangereikt:
- De cofferdam perforeren en de klem in de klemtang bevestigen (figuur 3.4a en 3.4b).
- De klem wordt vervolgens met de vleugels in de perforatie aangebracht.
- Het cofferdamframe losjes opspannen (figuur 3.6).

Op het moment dat de behandelaar zover is wordt de cofferdam met klem, frame en klemtang als één geheel aangereikt. Het plaatsen van cofferdam kost de behandelaar op deze manier slechts luttele seconden.

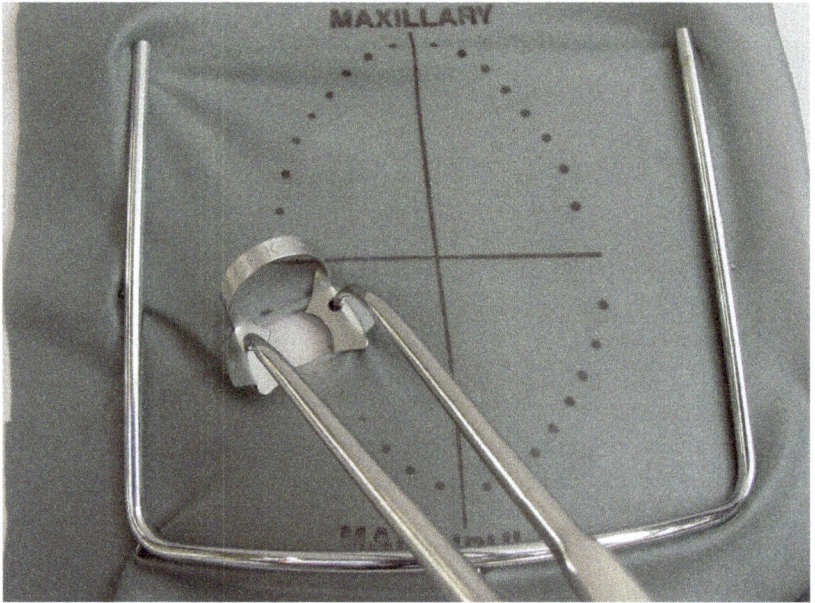

Figuur 3.6 *Gemonteerde cofferdam voor plaatsen binnen een handomdraai.*

Na het plaatsen van de cofferdam biedt de assistente nog de volgende zaken aan (figuur 3.7):
- een stukje flosdraad om de cofferdam indien nodig cervicaal goed te kunnen fixeren;
- een stukje wedjets om bij meerdere perforaties de cofferdam stevig onder de contactpunten te houden;
- een Ash 6 om de cervicale rand geheel naar binnen te werken (inverteren) zodat er een goede cervicale afsluiting is.

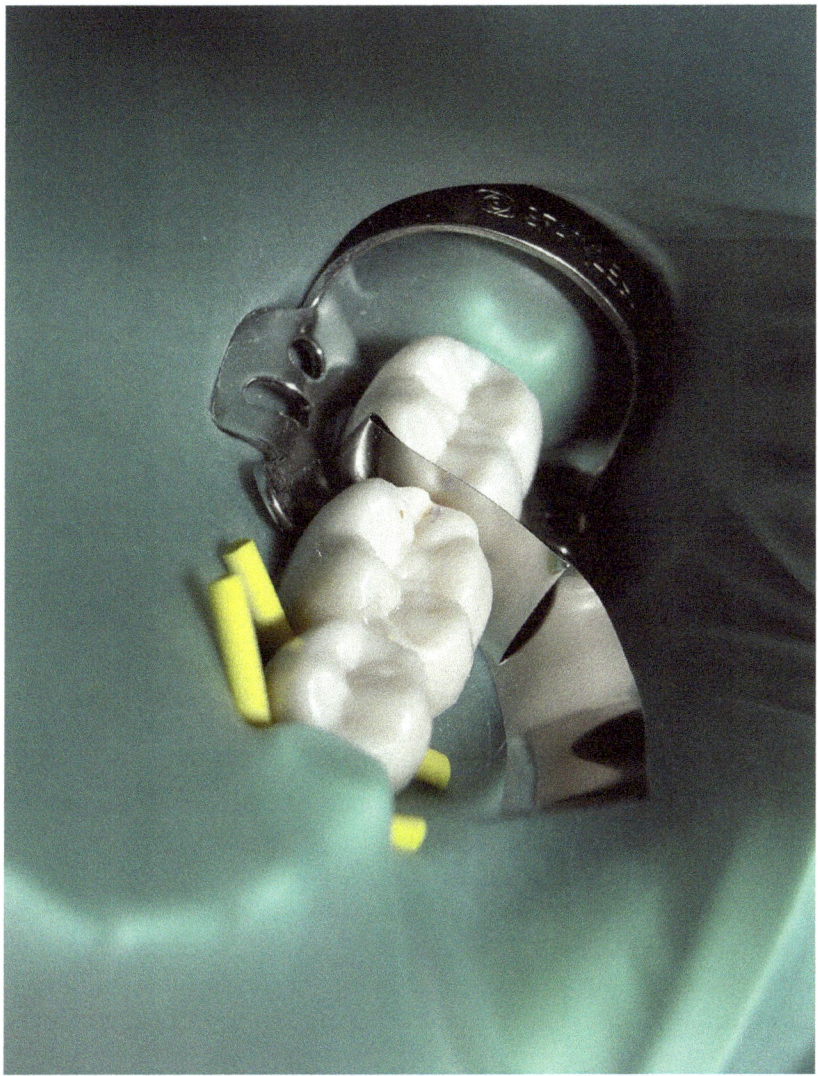

Figuur 3.7 *Cofferdam voor preparatie mod in de 36 (metalen strip is aangebracht als bescherming van mesiale vlak 37 tijdens prepareren van de distale box in de 36).*

Bij restauraties in het front kan de behandelaar ervoor kiezen om de klemmen verder van het werkterrein te plaatsen dan gebruikelijk. Hierdoor ontstaat aan de palatinale zijde meer ruimte voor de mondspiegel, hetgeen handig is bij indirect zicht. De cofferdamklemmen kunnen in dergelijke situaties ook over de cofferdam heen geplaatst

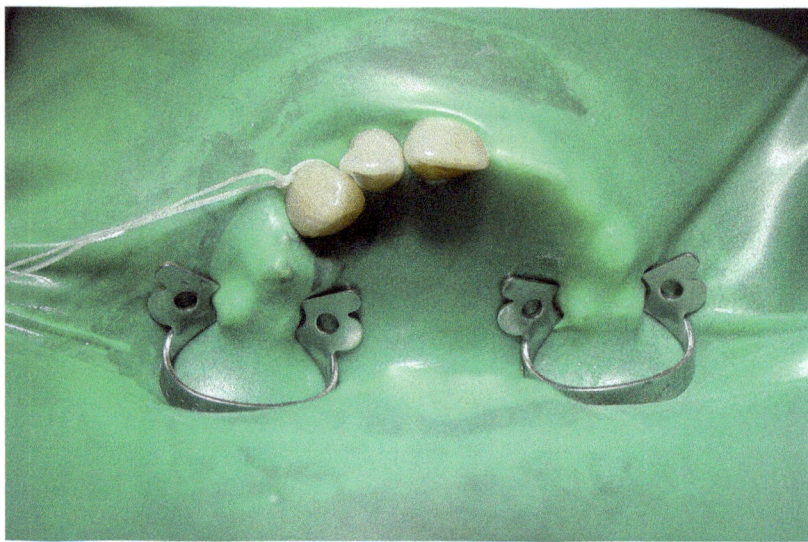

Figuur 3.8 *Absoluut droogleggen front met twee premolaarklemmen.*

worden, omdat het om niet-direct aangrenzende elementen gaat (figuur 3.8).

Bij het verwijderen van de cofferdam wordt de lap iets naar buccaal getrokken, zodat de interdentale verbindingen met een schaartje kunnen worden doorgeknipt. Daarna kan de lap zonder problemen worden verwijderd, zelfs bij zeer strakke contactpunten.

Het is een goede gewoonte om na het verwijderen van de cofferdam deze op een vlakke ondergrond uit te spreiden om te controleren of de lap helemaal compleet is en er geen flintertjes in de sulcus of in de interdentale ruimte van de gebitselementen zijn blijven hangen. Deze restjes zouden ernstige ontstekingen kunnen veroorzaken.

3.3.3.2 Werkwijze voor relatief droogleggen

Bij relatief droogleggen worden doorgaans wattenrollen in verschillende maten en van verschillende diktes gebruikt. De kleine wattenrollen worden in de omslagplooi aangebracht of tussen de tong en de processus alveolaris van de onderkaak. In het front wordt aan weerszijden van het lipbandje een wattenrol aangebracht. De assistente kan deze taak tijdens het assisteren uitvoeren. Ook kan de assistente bij verzadiging van de wattenrollen het initiatief nemen om deze te vervangen.

Parotiswattenrollen houden tegelijkertijd de onder- en bovenkaak aan één zijde van de mond droog. Ze dienen van tevoren dubbel te worden geknakt, waarna ze bij het terugveren een V-vorm aannemen. De parotiswattenrollen moeten in dichtgeknepen toestand met de knik naar achteren in de omslagplooi worden geplaatst (figuur 3.9a en 3.9b). Na het inbrengen veert de wattenrol open en klemt zichzelf vast.

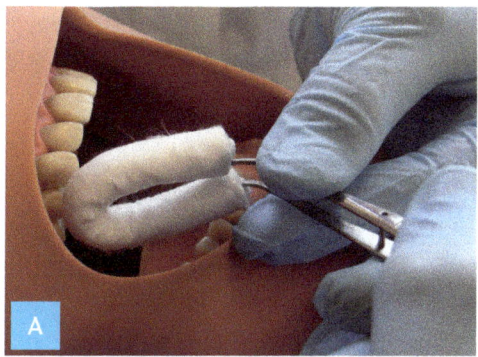 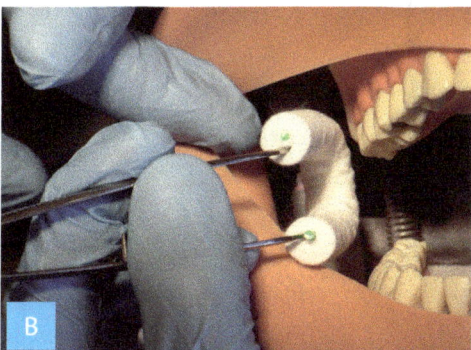

Figuur 3.9a *Aangeven parotiswattenrol.*
Figuur 3.9b *Aanbrengen parotiswattenrol door assistente.*

Naast de traditionele wattenrollen zijn de dry tips een goed hulpmiddel bij het drooggeleggen. De richting van de pijl wordt naar distaal gericht en de absorberende zijde naar het wangslijmvlies ter hoogte van de uitvoergang van de glandula parotis. De pasvorm luistert nogal nauw: te grote dry tips zitten voor de patiënt bijzonder oncomfortabel. Het voordeel van dry tips boven parotiswattenrollen is dat de harde gladde toplaag het wangslijmvlies beschermt tijdens het boren in de bovenkaak, doordat de patiënt de wang niet meer naar binnen kan knijpen.

Ten slotte moet in de onderkaak standaard een (krul)speekselzuiger of svedopter worden geplaatst naast de wattenrollen. Deze worden met het zuiggedeelte tussen de tong en de binnenzijde van de tandboog geplaatst en zuigen het speeksel af dat door de glandula sublingualis en glandula submandibularis wordt afgescheiden. Naast de zuiger moet nog een extra wattenrol worden geplaatst (figuur 3.10a). Deze wordt doorgaans goed op de plaats gehouden via de zijwaartse druk van de tong tegen de speekselzuiger, waardoor de wattenrol tegen de processus aan wordt geduwd. De wattenrol moet daarvoor wel diep onder de tong worden geplaatst.

Als alternatief voor een (krul)speekselzuiger kan een parotiswattenrol linguaal worden aangebracht (figuur 3.10b).

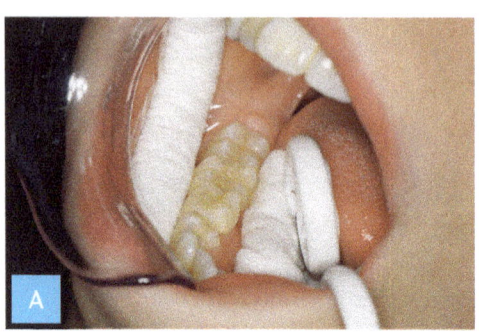 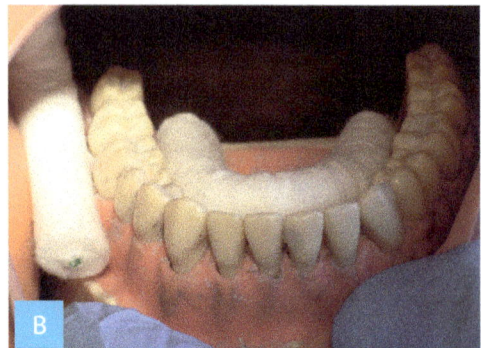

Figuur 3.10a *Relatief droogleggen van de onderkaak met speekselzuiger.*
Figuur 3.10b *Relatief droogleggen van de onderkaak met een extra parotiswattenrol.*

Wanneer de linguale wattenrol verzadigd is (figuur 3.11a) dient hij te worden vervangen. Indien dat moet gebeuren op een moment dat er per se geen vocht op het werkterrein mag komen – bijvoorbeeld na het etsen, spoelen en drogen bij sealen – kan een droge wattenrol bovenop het natte exemplaar worden geplaatst (figuur 3.11b), waarna het natte exemplaar er voorzichtig onderuit getrokken wordt zonder in contact te komen met het werkterrein (figuur 3.11c). Tijdens het manipuleren kan de bovenste wattenrol met de vinger of een instrument op de plaats worden gehouden en ten slotte kan hij goed worden gepositioneerd (figuur 3.11d).

3.4 Cementen

De meest gebruikte toepassingen van cement zijn het (tijdelijk of definitief) vastzetten van gegoten restauraties als onderlaag bij diepe preparaties (lining cementen), voor het afsluiten van wortelkanalen en als noodrestauraties.[10]

---

10 Zie voor een uitgebreid overzicht van de diverse soorten cement en hun toepassingen *Assisteren in beeld*.

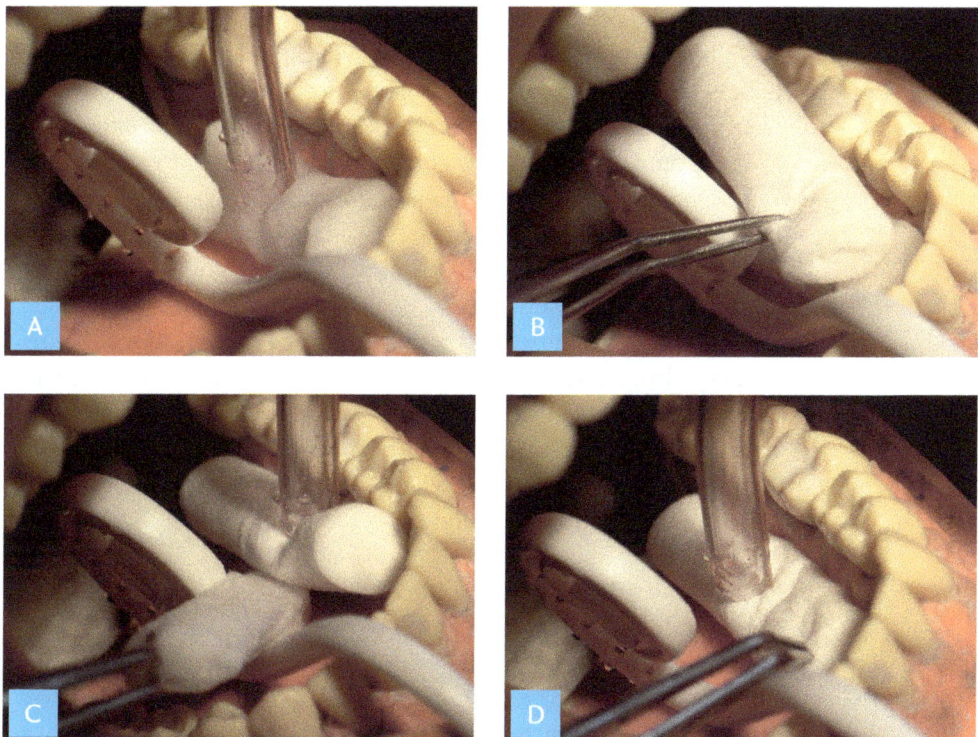

Figuur 3.11a Verzadigde wattenrol.
Figuur 3.11b Aanbrengen droge wattenrol.
Figuur 3.11c Linguaalwaarts verwijderen natte wattenrol.
Figuur 3.11d Droge wattenrol in positie brengen.

Bij het handmatig klaarmaken van cement moeten altijd de gebruiksvoorschriften van de fabrikant worden gevolgd. Verder moet aandacht worden geschonken aan de volgende aspecten:
– De gewenste dikte van het cement kan, afhankelijk van de toepassing op dat moment, variëren van dun vloeibaar tot stroperig/yoghurtachtig of zelfs pasteus zodat er een bolletje van gedraaid kan worden.
De dosering moet daar nauwkeurig op worden aangepast om de goede eigenschappen van het materiaal niet verloren te laten gaan door op het gevoel wat meer of minder van een ingrediënt toe te voegen.
– Lichtuithardende componenten harden niet alleen uit bij het plaatsen van een blauwe lichtbron, maar verharden ook al tijdens blootstelling aan daglicht of licht van de operatielamp. Dergelijke

materialen kunnen dus niet van tevoren worden afgepast op een mengblokje of glasplaatje, tenzij ze lichtdicht kunnen worden afgedekt tot het moment waarop gemengd moet worden.
- Niet alle cementen kunnen met een metalen spatel worden gemengd, omdat dat grijze verkleuring van het cement veroorzaakt.
- De omgevingstemperatuur speelt doorgaans een belangrijke rol en beïnvloedt de uithardingstijd. In sommige gevallen verdient het daarom de voorkeur om het materiaal pas zeer kort voor het gebruik uit de koelkast te halen.
- Direct na gebruik moet de spatel worden gereinigd, bij voorkeur met een droge tissue zolang het materiaal nog zacht is. Indien het onverhoopt toch is uitgehard, moet afhankelijk van het soort cement de spatel met water of alcohol worden gereinigd.
- Laat op het mengblok altijd wat materiaal achter om de voortgang van de uitharding te controleren.

Het cement wordt op het mengblokje aangeboden in de directe omgeving van de mond van de patiënt, bij voorkeur bijeengeschraapt en opgenomen op het blad van de spatel.
Wortelkanaalcement of calciumhydroxidepasta die gebruikt worden bij endo's, worden met behulp van een lentulonaald aangebracht in het wortelkanaal. Dit kan op de volgende wijze aangeboden worden:
- de assistente plaatst de lentulonaald in een groen hoekstuk;
- het cement wordt gemengd en op de spatel verzameld;
- de behandelaar neemt het hoekstuk op, plaatst de lentulonaald in het wortelkanaal en laat de naald zachtjes rechtsom draaien;
- de assistente brengt de spatel met cement nu zo dicht bij de draaiende lentulonaald dat het cement erdoor kan worden gegrepen. Door de draaiing van het instrument wordt nu als vanzelf het cement naar de bodem van het wortelkanaal getransporteerd.

3.5 Afdrukmaterialen

Voor alle verschillende toepassingsgebieden van afdrukmateriaal zijn specifieke materialen in gebruik. Het belangrijkste onderscheid daarbij is dat tussen *natte* en *droge* afdrukmaterialen.
Het handmatig mengen van de materialen is steeds minder vaak nodig vanwege de ontwikkeling van voorgedoseerde en automatisch mengende verpakkingen. Dit speelt met name op het gebied van de droge afdrukmaterialen. Indien deze materialen toch nog handmatig gemengd moeten worden, kan daarvoor de instructiefilm op de cd met

videofragmenten worden bekeken, die bij *Assisteren in beeld* wordt geleverd.[11]

3.5.1 AFDRUK VOORBEREIDEN

In de eerste plaats wordt een set met afdruklepels met de bijbehorende mondpasser klaargezet om de juiste maat van de afdruklepel te bepalen. De behandelaar kiest op grond van de metingen een bepaalde lepel en past die altijd eerst nog even in de mond voordat de afdruk wordt genomen. Indien de lepel toch niet goed blijkt te passen, mag die pas na desinfectie in de thermodesinfector weer worden teruggeplaatst in de voorraaddoos.

De goede afdruklepels worden nu ingespoten met (alginaat- of elastomeer)adhesief. Gebruik daarvoor een ruime plastic zak:
- steek je linker hand in het boterhamzakje;
- pak met die hand de (gecontamineerde) afdruklepel vast bij het handvat;
- trek met de rechterhand het zakje over de lepel heen;
- breng met de rechterhand de spuitbus met adhesief in het zakje;
- spuit de lepel in;
- laat de lepel in het openstaande zakje drogen.

Let bij het afpassen van de porties afdrukmateriaal op de hygiëneaspecten!

Bij het klaarzetten van alginaat moeten voor elke afdruk een nieuwe mengnap met een afgepaste hoeveelheid poeder, een nieuw maatbekertje met de juiste hoeveelheid water en een schone mengspatel worden gebruikt. Hierdoor wordt voorkomen dat tijdens de behandeling gecontamineerde handschoenen met de voorraadbus, of erger nog met het alginaatpoeder in aanraking komen!

Denk eraan dat de voorraadbus altijd direct na gebruik weer gesloten wordt, omdat het poeder snel veroudert bij vochtopname uit de lucht (figuur 3.12a). Bovendien is de kans op het neerdalen van besmette aerosol in de voorraadbus niet denkbeeldig.

Leg omwille van een goede hygiëne daarom de afdrukputty ook nooit als voorgedoseerde bolletjes klaar in het deksel van de openstaande voorraadpot (figuur 3.12b). Sluit de pot liever en leg de bolletjes er bovenop en zet de pot uit de spatzone.

---

[11] De tekst die het filmfragment begeleidt is te vinden in deel 3 van *Assisteren in beeld*.

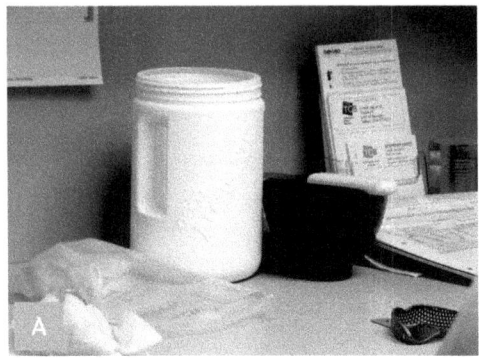 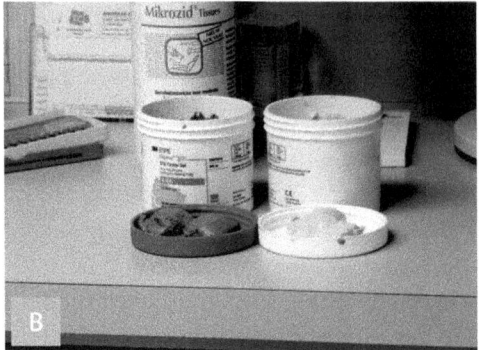

Figuur 3.12a Slecht voorbeeld: na gebruik moet de alginaatbus direct worden gesloten.
Figuur 3.12b Slecht voorbeeld: de potten moeten direct worden gesloten en de gedoseerde putty leg je op het deksel.

Voor het klaarmaken van de dun vloeibare afdrukmaterialen zoals Xantopren blauw bestaan plastic mengbakjes. Hiermee kan al voor de behandeling het benodigde aantal porties worden klaargezet. (Dun materiaal 'loopt' normaalgesproken van een mengblok af als het van tevoren wordt klaargelegd.) De katalysator moet bij gebruik van een mengbakje worden toegevoegd in de vorm van druppels in plaats van pasta. Daarna kan de massa voorzichtig worden geroerd.

Eénfaseafdruk

De medium body-afdrukmaterialen zoals Impregum zijn te mengen door op een mengblok een 'streep' van het materiaal aan te brengen van de gewenste lengte. Daarnaast kan een even lange 'streep' katalysator worden aangebracht. Het mengen start met het goed door elkaar roeren en wordt gevolgd door stevig spatelen, opnemen van al het materiaal op de spatel en vervolgens wederom stevig spatelen. Dit materiaal wordt tegelijkertijd als body-materiaal in de afdruklepel gebruikt en in de afdrukspuit voor de precisieomspuiting. Deze afdrukmethode heet de éénfaseafdruktechniek.

Tweefaseafdruk

Voor een tweefaseafdruk ook wel precisieafdruk genoemd, moet eerst met behulp van een stevige putty een afdruk worden gemaakt. Vervolgens wordt ter plaatse van de preparatie met een scalpel wat putty weggesneden om ruimte te maken voor het dunne afdrukmateriaal waarmee de precisieafdruk wordt genomen. Snij de putty rondom het af te drukken element tot de helft van het buurelement in en tot 3 mm buccaal en linguaal (palatinaal). Met behulp van een stevig instrument, bijvoorbeeld een wasmes of Ash 6, kan dan de uitgesneden putty worden verwijderd. Deze uitgesneden afdruk functioneert nu in feite als een (goedkope) individuele lepel.

Wanneer er al van tevoren een gebitsmodel aanwezig is, kan de assistente vooraf de putty-afdruk maken, inclusief uitsparing voor de precisieafdruk. Hiertoe wordt op de positie van het te prepareren element een stukje gele was met daaroverheen een stukje plasticfolie op het gipsmodel aangebracht (figuur 3.13a en 3.13b). Hieroverheen wordt de putty-afdruk genomen (figuur 3.13c). Na het uitnemen kunnen het folie en de was worden verwijderd en is de afdruklepel gereed voor de precisieafdruk (figuur 3.13d).

Handmatig mengen komt waarschijnlijk nog het meest voor bij het gebruik van alginaat, hoewel ook daarvoor de mengmachines veel werk hebben overgenomen. Het mengen dient snel en met kracht te gebeuren. Door de kracht waarmee de assistente de spatel tegen de wand van de mengnap duwt, worden de luchtbellen weggespateld en vindt er optimale vermenging van water en poeder plaats.

3.5.2 AFDRUKLEPEL VULLEN

Voor een afdruk van het bovengebit wordt de afdrukmassa in de lepel 'voorgevormd' in de contour van de bovenkaak; breng daartoe een dikke laag afdrukmateriaal aan ter plaatse van het verhemelte en maak met de duim een verdieping ter plaatse van de processus alveolaris c.q. de tandboog.

Bij een onderafdruk moet de afdrukmassa hoog wordt uitgewerkt ter plaatse van de processus alveolaris c.q. de tandboog. Voor kroon- en brugwerk moet ter compensatie van de geringere hoeveelheid tandmateriaal op de plaats van de preparatie een relatieve overmaat worden aangebracht.

Dun vloeibare materialen moeten spaarzaam worden aangebracht in de lepel om te voorkomen dat er te veel overmaat ongecontroleerd wegvloeit naar de keel.

3.5.3 BEETREGISTRATIE

Met behulp van een plaatje was kan de relatie tussen de onderkaak en bovenkaak worden vastgelegd: de beetregistratie. Het verdient de voorkeur om hiervoor een stevige, niet-vervormbare wassoort te gebruiken, die alleen na verwarming te vervormen is. Een waterbad van de juiste temperatuur (zie de gebruiksaanwijzing) maakt de was goed verwerkbaar en na afkoeling is de was stug. De veel gebruikte rode

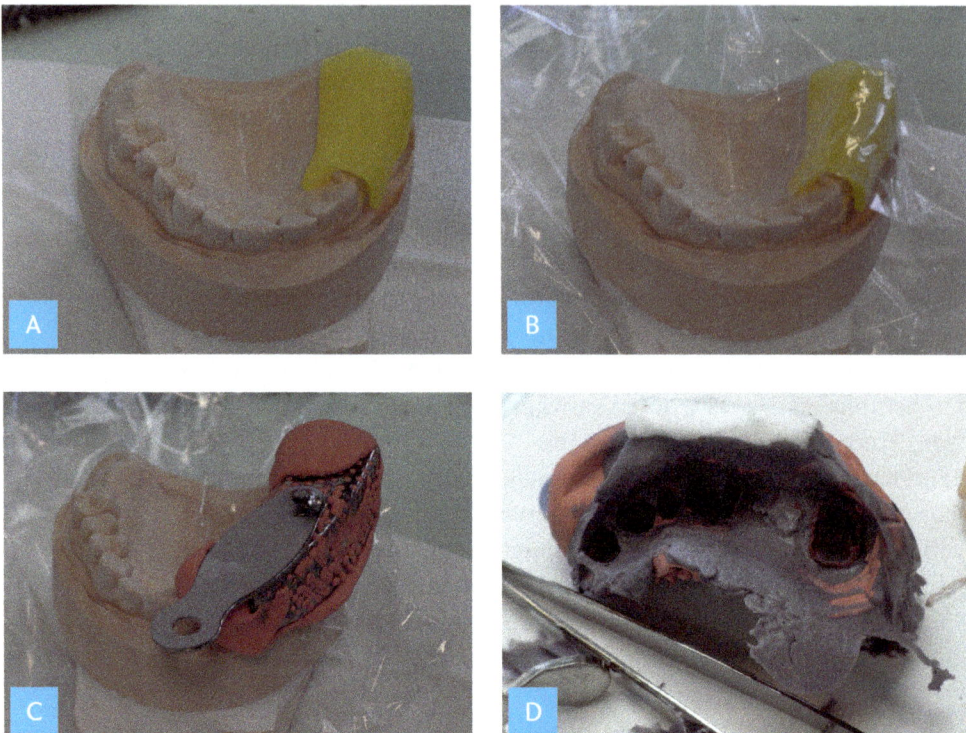

Figuur 3.13a Gebitsmodel met wasplaatje als ruimte spaarder voor de precisieafdruk.
Figuur 3.13b Plastic folie over de was om verkleving met de afdrukputty te voorkomen.
Figuur 3.13c Beginafdruk met putty in partiële afdruklepel.
Figuur 3.13d Tweefaseafdruk voltooid.

was is ook bij kamertemperatuur te vervormen en geeft geen betrouwbare overdracht van de relatie aan het tandtechnisch laboratorium.

De wasbeet wordt door de assistente voorbereid door met een wasmes een stuk uit een wasplaat te 'snijden' met de afmetingen van de tandbogen, met wat extra lengte ter plaatse van het front. Aan de zijde van het front wordt de was na verwarming over de breedte van 1 cm teruggeslagen naar het onderfront.

Een andere vorm van beetregistratie is om de relatie tussen onder- en bovenkaak vast te leggen met behulp van stevig siliconenmateriaal: een mengtip levert de zachte spuitbare massa die tussen de gebitselementen en de omslagplooi wordt gespoten. Na het uitharden is er een niet-vervormbare mal waarmee de gebitsmodellen op elkaar kunnen worden gepast.

Met een facebow ten slotte, kan niet alleen de relatie van de kaken ten opzichte van elkaar, maar ook van de kaken ten opzichte van het kaakgewricht worden vastgelegd. Dit is van belang bij het vervaardigen van kroon- en brugwerk. Ook is deze nauwkeurige manier van beetbepalen geschikt voor modelonderzoek wanneer de patiënt kaakgewrichtsproblemen heeft.

3.5.4 DESINFECTIE VAN AFDRUKKEN

Voor alle afdrukmaterialen geldt dat de vervaardigde gebitsafdrukken moeten worden gedesinfecteerd voordat ze worden uitgegoten in gips. Dit dient bij voorkeur te gebeuren voordat de afdrukken naar een tandtechnisch laboratorium gaan.[12] Indien desinfectie niet in de tandartspraktijk plaatsvindt, dient het laboratorium hiervan op de hoogte te worden gesteld opdat de afdrukken daar alsnog gedesinfecteerd kunnen worden.

Bij gebruik van hydrocolloïd worden de vervaardigde afdrukken, kort na het verwijderen uit de mond, meestal in eigen beheer door de tandarts of de assistente uitgegoten. Ook dan moeten de afdrukken eerst worden gedesinfecteerd![13]

3.5.5 VERZENDING NAAR TANDTECHNISCH LABORATORIUM

Bij het verzenden van materialen naar het tandtechnisch laboratorium schrijft de assistente een opdrachtbon of vraagt aan de behandelaar om dat te doen. Let erop dat het orderblok schoon blijft: schrijf de opdrachtbon dus niet in de behandelkamer, maar bijvoorbeeld aan de balie.

Let er bij het verzenden op dat een afdruk van alginaat nooit in hetzelfde zakje zit als een elastomeerafdruk. Deze materialen beïnvloeden elkaar in nadelige zin, waardoor de pasvorm van de te vervaardigen werkstukken niet optimaal zal zijn.

---

[12] Zie ook Standby Praktijkreeks: *Infectiepreventie van A tot Z*.
[13] Zie voor een uitgebreide instructie voor het uitgieten van afdrukken in gips en het beslijpen van gipsmodellen Standby Praktijkreeks: *Zelfstandige (be)handelingen*. Deel 2, hoofdstuk 3.

3.6 Plastische vulmaterialen

De verschillende soorten plastisch vulmateriaal zijn grofweg onder te verdelen in:
- zilverkleurig materiaal: amalgaam;
- tandkleurige materialen: glasionomeer, glass carbomer, composiet en compomeer.

Met uitzondering van glasionomeer en glass carbomer bevatten alle restauratiematerialen giftige of allergene componenten. Men moet er derhalve behoedzaam mee omgaan.

3.6.1 HECHTING VAN VULMATERIALEN (RETENTIE)

Amalgaam hecht zich niet aan tandweefsel en kan alleen blijven zitten als de vorm van de preparatie hoekig is gemaakt en er niet al te dunne gedeelten in zitten. Om deze vorm te boren moet ook meestal gezond tandweefsel worden opgeofferd.

De witte materialen kunnen wel verankerd worden aan het tandweefsel, zodat de vorm van de preparaties dus heel klein en/of 'rond' kan zijn zonder dat de restauraties eruit zullen vallen. Deze verankering aan glazuur en dentine komt tot stand nadat het tandoppervlak is voorbewerkt met *ets* dat microscopisch kleine putjes in het tandoppervlak maakt. Voor hechting aan dentine moet vervolgens nog een *primer* worden aangebracht. Hiermee wordt de zogenaamde 'smeerlaag' verwijderd die is ontstaan tijdens het boren. Daarna kan *bonding* (een dunne kunsthars zonder vulstof) worden aangebracht, die zich in de ontstane oneffenheden kan voegen. Daaroverheen wordt composiet of compomeer aangebracht, dat zich naadloos hecht aan de laag bonding. Deze drie processen, te weten etsen, primen en bonden, worden door fabrikanten in een applicatiesysteem van één, twee of drie stappen aangeboden.

Bij het verwerken van de hechtmaterialen moet de assistente altijd goede afzuiging toepassen tijdens het spoelen en uitblazen van ets, primer en bonding. Zelfs bij het wegblazen van uiterst kleine hoeveelheden bonding dient er te worden afgezogen om zo ieder contact van de onverharde bonding met het slijmvlies van de patiënt te voorkomen. Het afzuigen beperkt het allergeen contact en vermindert de kans op sensibilisatie en allergische reacties bij de patiënt.

De assistente moet nauwgezet werken en geen onverharde bonding aan de handschoenen laten komen. De bonding dringt namelijk binnen enkele minuten door de handschoenen heen. De onderzoekshandschoenen bieden dus weinig bescherming tegen de allergene

stoffen. Als er met flesjes bonding wordt gewerkt, dient men ervoor te zorgen dat deze aan de buitenzijde schoon blijven!
Bij het uitharden van composiet treedt krimp op. De hechting van composiet kan verminderen als er te veel krimp optreedt. Om dit probleem zo veel mogelijk te kunnen opvangen moet het composiet in kleine porties worden aangebracht en uitgehard. Als richtlijn geldt dat er per keer hooguit 2 mm dikte kan worden aangebracht. Een grote restauratie zal dus in een groot aantal etappes worden uitgevoerd.

Glasionomeer en glass carbomer hechten zich vanzelf aan glazuur/dentine. Hechtmiddelen zijn niet nodig.

3.6.2 AMALGAAM

Amalgaam komt geregeld negatief in de publiciteit. Dit heeft te maken met het feit dat er kwik in wordt verwerkt; deze giftige stof is schadelijk voor de personen die ermee werken en voor het milieu. Het is met name de vrijkomende kwikdamp die erg belastend is voor patiënten en het behandelteam. Voor amalgaam geldt bovendien dat de kwikdampen niet alleen vrijkomen bij het aanmaken en aanbrengen, maar ook bij het uitboren van oude amalgaamrestauraties. Daarbij moet dus in elk geval zeer goed gespoeld en gekoeld worden om de dampspanning zo laag mogelijk te houden, en men moet altijd met de nevelafzuiger werken!
Tijdens het vervangen van amalgaamrestauraties bij patiënten die allergisch zijn voor amalgaam, moeten de oude restauraties bij voorkeur worden verwijderd onder cofferdam. Hierdoor wordt de kwikbelasting tijdens het uitboren zo laag mogelijk gehouden voor de patiënt.
Amalgaam wordt aangemaakt door het met hoge snelheid schudden (tritureren) van amalgaampoeder en puur kwik (metallisch kwik). Hierbij komt warmte vrij, zodat er een hoge concentratie (schadelijke) kwikdamp ontstaat in de directe omgeving van het vers aangemaakte amalgaam. Sluit daarom de gebruikte mengcapsules altijd direct weer af na verwijderen van het aangemaakte amalgaam.
De assistente moet vanaf de bodem van de amalgaampick-up het amalgaam met kracht in het amalgaampistool 'proppen'. Door het krachtig verwerken wordt de samenstelling van het aangereikte amalgaam stevig genoeg om tijdens het transport naar de preparatie niet spontaan uit het pistool te kunnen vallen.
Na het aanbrengen van elke portie amalgaam in de preparatie moet de behandelaar het amalgaam stevig aanduwen (condenseren) met een amalgaamstopper, speed-o-matic of een condenseerkopje. Om niet te

vaak van instrument te hoeven wisselen is het handig dat de assistente het amalgaam in de preparatie aanbrengt en de behandelaar direct aansluitend condenseert.

Door het condenseren wordt overtollig kwik naar de oppervlakte gedreven. Er moet daarom een flinke overmaat amalgaam worden aangebracht, omdat de bovenste laag, die zeer zacht is door het naar boven gedreven kwik, verwijderd moet worden tijdens het modelleren van de restauratie. Hoe minder vrij kwik er in de bovenste laag van de restauratie achterblijft, des te beter is de kwaliteit van de vulling.

Tijdens het vullen moet de assistente altijd melden wanneer er voor nog slechts één gevuld pistool amalgaam in de pick-up zit. Op dat moment kan de behandelaar inschatten of de hoeveelheid amalgaam toereikend is of dat er nog meer moet worden aangemaakt en zo ja, hoeveel. De assistente heeft dan nog tijd genoeg om een nieuwe portie te mengen zonder dat het vullen onderbroken hoeft te worden.

Amalgaamkruimels die tijdens het afwerken in de mond van de patiënt vallen moeten altijd worden opgezogen; inslikken is zeer onwenselijk. Het zeefje van de afzuiger met amalgaamresten moet als chemisch afval worden afgevoerd en mag dus niet boven de gootsteen worden uitgespoeld.

3.6.3 COMPOSIETEN EN COMPOMEREN

Composieten en compomeren zijn tandkleurige materialen. Ze zijn verkrijgbaar als chemisch uithardende of als lichtuithardende (light cure-)materialen (kortweg: LC-materialen). LC-composiet wordt toegepast voor restauraties en is eenvoudig aan te brengen met een composietpistool met daarin compules, die gevuld kunnen worden geleverd of zelf gevuld kunnen worden vanuit tubes. Er is onderscheid tussen composiet voor de zijdelingse delen en voor frontelementen op grond van slijtvastheid en polijstbaarheid van het materiaal.

Bij het kleurbepalen is het omgevingslicht bij voorkeur van dezelfde kwaliteit als daglicht en is de felle operatielamp altijd ver weggedraaid van het werkterrein om de ogen de kans te geven de juiste kleur waar te nemen. Voor de ogen is verder een lichtblauwe omgeving optimaal om de goede kleur te bepalen.

De meegeleverde kleurenstalen zijn doorgaans van gewoon plastic, terwijl ze composiet moeten nabootsen. Het verdient aanbeveling om van het composiet dat in de praktijk in gebruik is een eigen kleurenwaaier samen te stellen; dit kan de assistente doen met kleine blokjes composiet. Dit benadert het beste de kleur van de toekomstige restauratie.

Het grote aantal kleuren waarin het materiaal verkrijgbaar is, wordt onderverdeeld in rood-, geel- en grijstinten, ofwel de A-, B- of C-kleuren. Niet alle fabrikanten gebruiken een standaardnaam voor een bepaalde kleur. Daarvoor kan men gebruikmaken van een 'omrekentabel' (figuur 3.14).

Het tijdstip van kleurbepalen moet in elk geval liggen vóór het aanbrengen van de cofferdam. Onder cofferdam drogen de gebitselementen namelijk uit waardoor de kleur witter wordt; dit treedt reeds na een korte periode op.

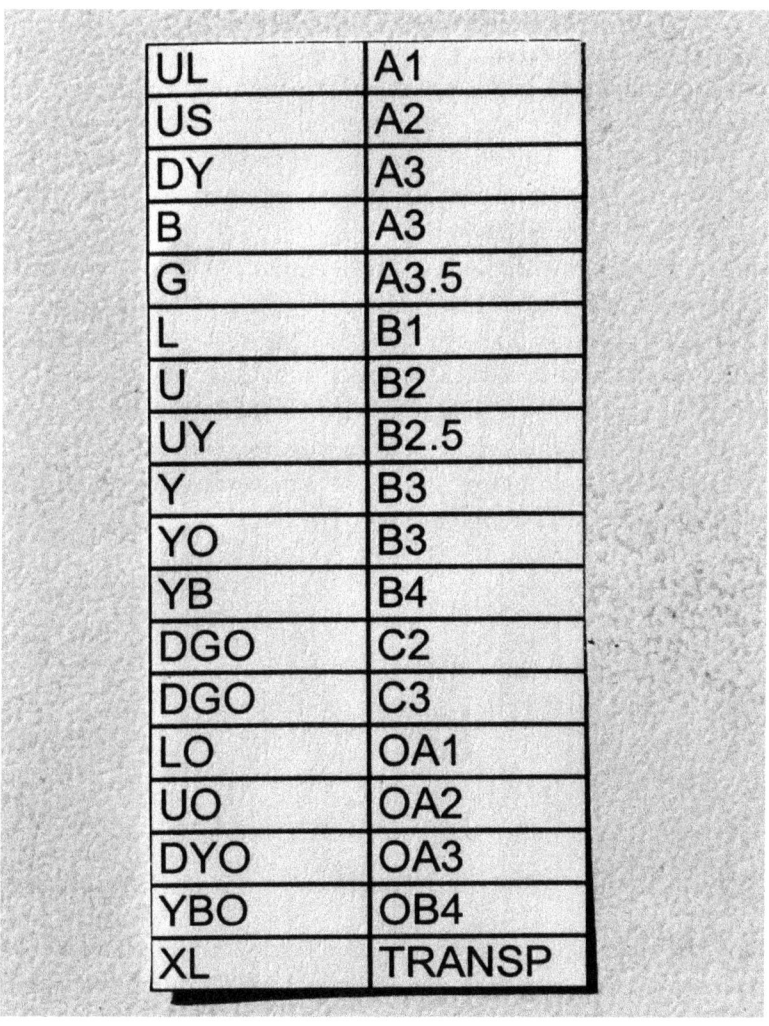

Figuur 3.14 Omrekentabel voor het kleurbepalen van composiet.

3.6.4 GLASIONOMEERCEMENT

Glasionomeercement bevat voor zover bekend geen schadelijke stoffen. Het wordt gebruikt voor uiteenlopende toepassingen, bijvoorbeeld als sealant, voor het vastzetten van gegoten restauraties, als onderlaag cement, als tijdelijke vulling of als definitieve vulling.

Het materiaal hecht zich langs chemische weg direct aan de tandweefsels, nadat deze met een bijbehorende conditioner zijn gereinigd. Het tandweefsel mag absoluut niet met etsvloeistof worden voorbewerkt, omdat er daardoor te veel calcium zou worden uitgewassen met als gevolg dat het materiaal niet goed meer hecht.

Glasionomeercement bestaat uit een poeder- en vloeistofcomponent en moet dus altijd voor gebruik worden gemengd. Dit kan handmatig met losse poeder en vloeistof. Het materiaal wordt na het mengen op de punt van de spatel aangeboden aan de behandelaar of in een zelf te vullen tipje aangebracht en met behulp van een centrixspuit of composietpistool in de mond verwerkt.

Behalve de poeder-vloeistofverpakkingen zijn er ook voorgedoseerde capsules op de markt. Daarin worden de poeder en vloeistof door activatie van de capsule (met een speciale tang) met elkaar in contact gebracht. Daarna wordt de capsule in een schudmachine klaargemaakt voor gebruik. De capsule wordt in een applicatietang aangebracht en vervolgens moet er in de tang worden geknepen tot het cement net in de uitstroomopening zichtbaar wordt – meestal drie keer knijpen (figuur 3.15a en 3.15b).

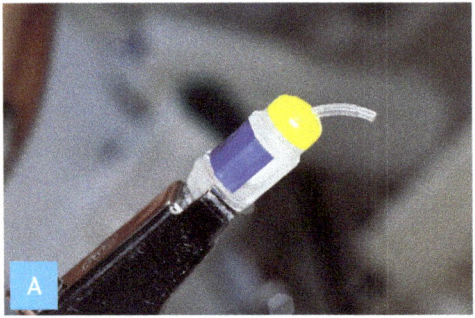 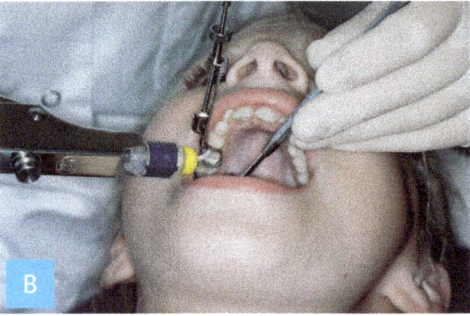

Figuur 3.15a Applicatietang: enkele keren doorklikken totdat er cement vrijkomt.
Figuur 3.15b De applicatietang wordt door de assistente volledig gebruiksklaar aangereikt voor het restaureren.

In de eerste uren na het aanbrengen is het glasionomeercement buitengewoon gevoelig voor vocht. Als een restauratie tijdens de uitharding te veel vocht opneemt, is de uiteindelijke hardheid (slijtvastheid) van het materiaal sterk verminderd. Om de vochtopname te beperken moet er na de restauratie altijd direct een beschermende varnish worden aangebracht. Na het afwerken van de restauratie moet eveneens onmiddellijk varnish worden aangebracht!

Deze laatste stap geldt ook voor LC-materialen: de eerste uithardingsfase duurt door het toevoegen van licht weliswaar heel kort, maar de langetermijnuitharding kan ook bij LC-materialen ernstig verstoord worden door vochttoetreding.

3.7   Matrix en wiggen

Het doel van een matrix is om de verloren wanden van het te restaureren element te vervangen alvorens de vulling aan te brengen. Behalve bij type-I-preparaties, zijn bij alle typen preparaties bij het restaureren matrices noodzakelijk. Zie voor het overzicht van de verschillende typen preparaties figuur 3.16a t/m 3.16f.[14]

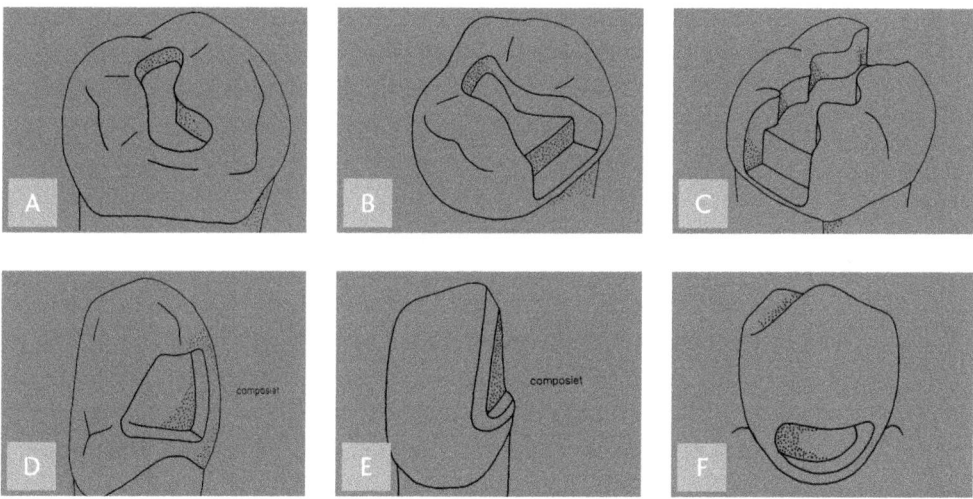

Figuur 3.16a Klasse-I-preparatie.
Figuur 3.16b Klasse-II-preparatie, tweevlaks.
Figuur 3.16c Klasse-II-preparatie, drievlaks.
Figuur 3.16d Klasse-III-preparatie.
Figuur 3.16e Klasse-IV-preparatie (hoekopbouw).
Figuur 3.16f Klasse-V-preparatie.

14 Bron: A.W.M. Doppen et al., *Assisteren bij tandheelkundige behandelingen. Deel theorie.*

De cervicale randaansluiting van een restauratie wordt optimaal door het juist toepassen van een matrix en een goed passende wig. Het is belangrijk dat de randaansluiting perfect is, want een gladde overgang van de vulling naar het element voorkomt irritatie van de gingiva en minimaliseert de kans op plaqueretentie. Hierdoor zal het parodontium zo min mogelijk schade oplopen van de vullingen.
Bij een klasse-V-preparatie speelt een goed sluitende matrix ook nog een belangrijke rol, omdat de gingiva en de creviculaire vloeistof daarmee goed buitengesloten kunnen worden.

Wigjes moeten worden aangebracht in de richting van palatinaal naar buccaal en dus ook van de linguale zijde naar de buccale zijde. De assistente kan de wigjes op twee verschillende manieren aangeven:
1 de wigjes aanbieden in de geopende handpalm van de rechterhand en tegelijkertijd het pincet aanreiken met de linkerhand (figuur 3.17a);
2 de wigjes in de juiste richting in het pincet klemmen, met de breedste zijde naar de gingiva gericht (figuur 3.17b t/m 3.17e).

Niet alleen tijdens het restaureren is het noodzakelijk om met wiggen de matrix stevig te fixeren. Bij een bloeding van de gingiva is het soms ook tijdens het afwerken van de vulling noodzakelijk om de wig(gen) in situ te houden of eventueel opnieuw te plaatsen. Daarbij kan er veel druk op de gingiva komen te staan en zal het weefsel anemisch worden (bloedeloos: ziet er wit uit). Door de druk stopt het bloeden en kan de restauratie met goed zicht worden afgewerkt.

Door de grote verscheidenheid aan matrixbandjes en matrixstripjes bestaat er voor elke meervlaksrestauratie een geschikt exemplaar. De assistente zorgt er bij het opdekken van de instrumententray voor dat het gewenste aantal van de benodigde typen klaarligt. Doorgaans heeft iedere behandelaar een strikte voorkeur voor een bepaald type matrixbandjes bij het aanbrengen van plastische restauraties.
Alle matrices zijn in beginsel disposable. Daardoor zullen er geen vervormde exemplaren aangeboden kunnen worden en is tegelijkertijd een goede hygiëne gewaarborgd.
Een aantal matrixbandjes wordt klaar voor gebruik geleverd. De traditionele matrixspanners moeten daarentegen voorafgaand aan elke behandeling door de assistente worden voorzien van een nieuwe matrixband. In tabel 3.1 staan de stappen beschreven voor het klaarmaken van een universeelspanner.[15]

15 Zie ook videofragment 6 Klaarmaken Tofflemire op de cd bij *Assisteren in beeld*.

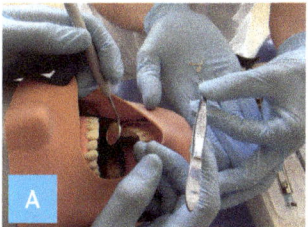 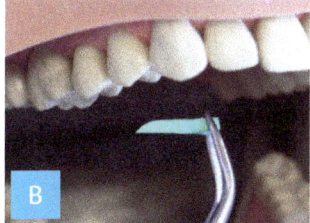 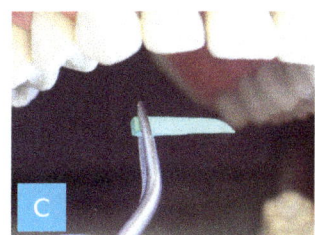

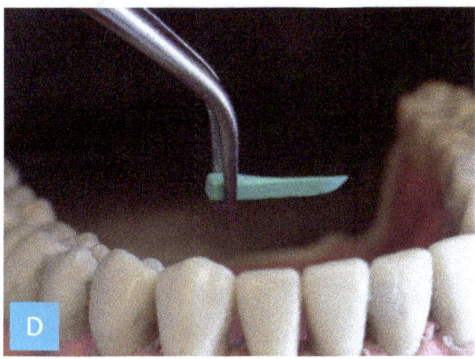 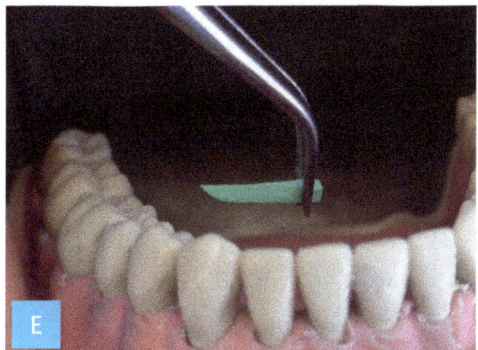

Figuur 3.17a Aanbieden wigje op open handpalm.
Figuur 3.17b Aanbieden van het wigje in pincet in de juiste inzetrichting 1^e kwadrant.
Figuur 3.17c Aanbieden van het wigje in pincet in de juiste inzetrichting 2^e kwadrant.
Figuur 3.17d Aanbieden van het wigje in pincet in de juiste inzetrichting 3^e kwadrant.
Figuur 3.17e Aanbieden van het wigje in pincet in de juiste inzetrichting 4^e kwadrant.

Tabel 3.1 Noodzakelijke handelingen bij het klaarmaken van de universeelspanner.	
Benodigdheden	– rol metaalband – recht kronenschaartje – universeelspanner
Werkwijze	– stukje band afknippen van 5-8 cm – de uiteinden 2 mm omvouwen – band zachtjes dubbelvouwen – omgevouwen uiteinden in elkaar schuiven – dit deel van de band in de spanner aanbrengen – de schroef op het dubbele eind vastdraaien
Aanreiken	– aanreiken met de spanner aan de buccale zijde van het te restaureren element

Bij gebruik van partiële matrices in de zijdelingse delen dient de smalle (holle) zijde van de matrix naar cervicaal te wijzen (figuur 3.18a en 3.18b).

De bijbehorende ringen om de partiële matrices te fixeren moeten zodanig worden aangereikt dat de pootjes het te restaureren element omvatten (figuur 3.19).

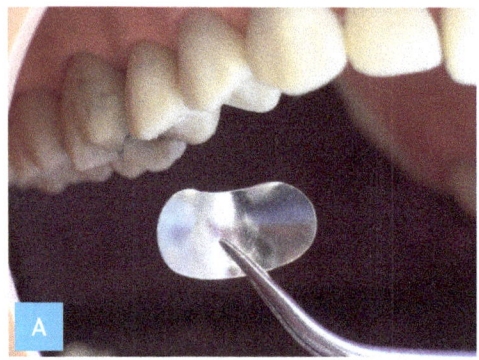
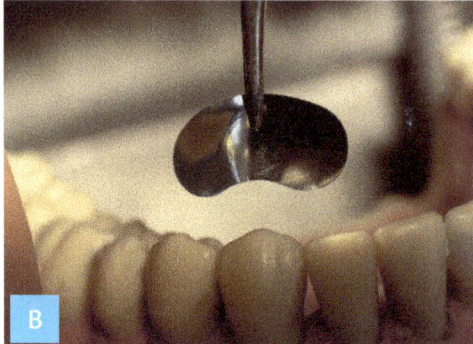

Figuur 3.18a Partiële matrix voor plaatsing in de bovenkaak.
Figuur 3.18b Partiële matrix voor plaatsing in de onderkaak.

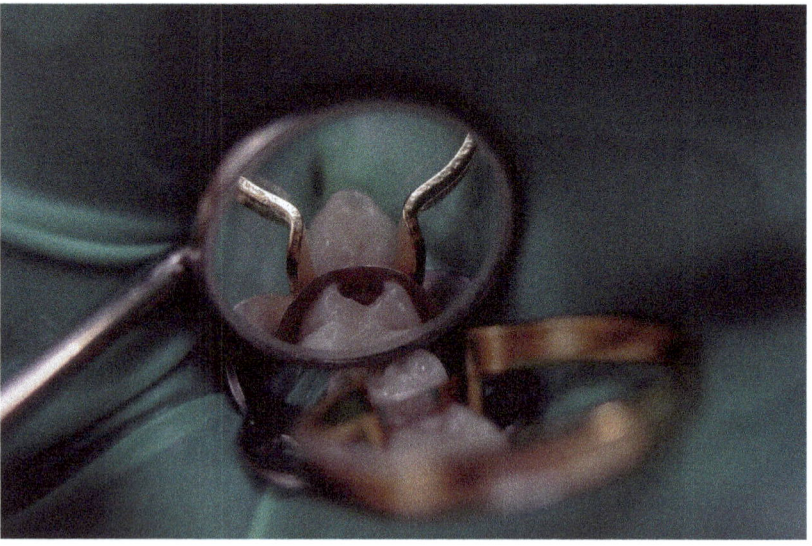

Figuur 3.19 Pootjes van de ring omarmen het te restaureren gebitselement.

3.8 Roterend instrumentarium

De hoekstukken (waarin boortjes worden geplaatst) worden onderverdeeld in snelloop (rood hoekstuk en airrotor) en langzaam draaiend (groen en blauw). De boortjes voor de snellooptoepassing hebben een rechte dunne schacht voor FG-bevestiging (*friction grip*), terwijl de overige boortjes een RA-vatting hebben.

3.8.1 BOORTJES PLAATSEN

De assistente plaatst altijd het boortje dat als eerste gebruikt gaat worden in het hoekstuk. Het hoekstuk wordt pas aangekoppeld als de patiënt in de stoel zit. Hierdoor weet de patiënt dat er schone spullen worden gebruikt bij de behandeling.

Tijdens de behandeling moet regelmatig van boortje worden gewisseld. Als de positie van de unit dat toelaat is het aan te raden dat de assistente dat doet. Blijkt dit niet mogelijk, bijvoorbeeld vanwege het gebruik van een *cart unit* aan de zijde van de behandelaar, dan houdt de behandelaar het hoekstuk in de transferzone[16] en houdt de assistente het nieuwe boortje tussen duim en wijsvinger van de rechterhand en haalt het andere boortje met de linkerhand uit het hoekstuk, terwijl de behandelaar dat ontgrendelt. Vervolgens plaatst de assistente het volgende boortje in het hoekstuk en kan de behandelaar verdergaan.

Per type behandeling is een aantal verschillende boortjes in een vaste volgorde nodig. Deze boren kan de assistente van tevoren klaarzetten in borenblokjes die op de intrumententray worden geplaatst.

3.8.2 REINIGING EN DESINFECTIE

Na de patiëntenbehandeling koppelt de assistente alle hoekstukken af van de unit. Volgens de WIP-richtlijn moeten deze na elke patiënt minimaal thermisch gedesinfecteerd worden; steriliseren mag dus ook.

Met een speciale hand- en hoekstukreiniger (figuur 3.20a en 3.20b) worden de hoekstukken goed verzorgd en hoeft de assistente geen aparte smering uit te voeren. Desinfectie van de hoekstukken in de gewone thermodesinfector vraagt nog wel extra handelingen: de hoekstukken moeten na afloop apart handmatig geolied worden.

3.8.3 TECHNIEKHANDSTUK

Indien gebruik moet worden gemaakt van het techniekhandstuk, moet de assistente dit op een schone plaats klaarleggen. Bij voorkeur met

---

16 Zie hoofdstuk 6.

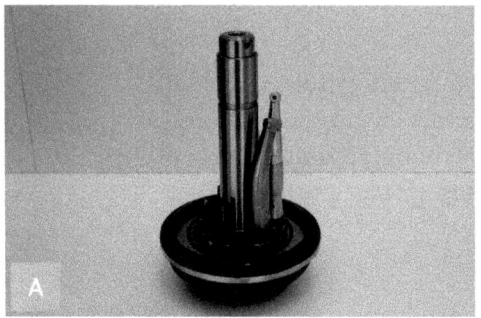 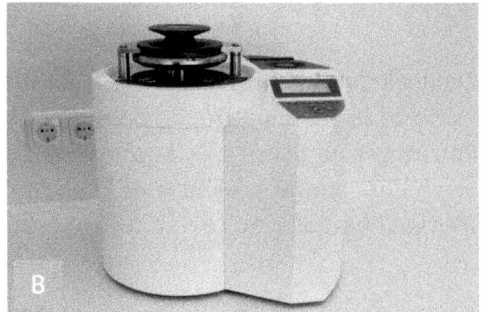

Figuur 3.20a Hoekstukken geplaatst op het opzetstuk (deksel) van de DAC-universal.
Figuur 3.20b Opzetstuk omkeren en in ketelhuis plaatsen, vervolgens aanduwen om het goed te sluiten en op de startknop drukken.

afzuiging ter plaatse om te voorkomen dat fijn slijpmateriaal in de lucht terechtkomt. De werkstukken die worden beslepen moeten gedesinfecteerd zijn en de behandelaar moet met schone handen werken!
Als dit niet te realiseren is dient het hele hoekstuk ingepakt te zijn in disposable folie dat per patiënt vernieuwd wordt. De gebruikte boortjes en slijpsteentjes gaan na gebruik in de thermodesinfector.

3.9 Noodkronen

Bij de vervaardiging van indirecte restauraties (kroon, brug, inlay) is na het beslijpen van de gebitselementen een tijdelijke voorziening nodig, ook wel noodkroon of provisorium genaamd. Een noodkroon beschermt het (vitale) geprepareerde gebitselement tegen pijnklachten. Wanneer sprake is van een avitaal element is die functie overbodig, maar komt de tweede belangrijke reden voor het gebruik van een noodkroon om de hoek kijken, namelijk het vasthouden van de exacte relatie met de buurelementen en antagonisten. Bij migratie van een van deze elementen in de tijd die verstrijkt tussen het nemen van de afdruk en het plaatsen van het werkstuk, bestaat er een grote kans dat het vervaardigde werkstuk niet meer op zijn plaats kan komen. Er zullen dan veel te zware contactpunten zijn ontstaan en/of de kroon stoort in de occlusie en articulatie.

3.9.1 TYPEN NOODKROON

Voor alle gebitselementen zijn voorgevormde (confectie)noodkronen verkrijgbaar (figuur 3.21a en 3.21b). Daarnaast kunnen ook individuele noodkronen worden vervaardigd.

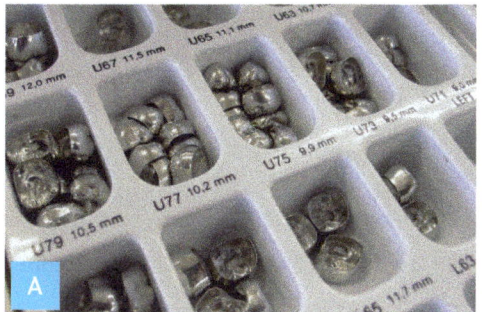 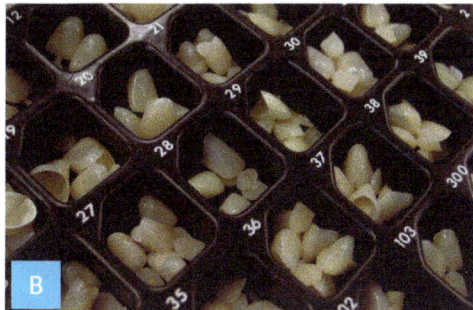

Figuur 3.21a *Confectienoodkronen molaarstreek.*
Figuur 3.21b *Confectienoodkronen front.*

Confectie noodkronen

Bij het gebruik van confectienoodkroontjes kan de assistente aan de hand van studiemodellen van de patiënt alvast een geschikte noodkroon uit de assortimentsdoos pakken. Indien er geen studiemodellen zijn moet eerst de behandelaar met behulp van het bijpassende meetinstrumentje de correcte maat aangeven. De kroon wordt in de mond op de juiste mesio-distale afmetingen gecontroleerd om te kunnen waarborgen dat de buurelementen niet kunnen verplaatsen. Daarna wordt aan de cervicale rand met een kronenschaartje net zo veel materiaal afgenomen tot de hoogte voldoet. Met een rubberschijfje moet deze rand dun en glad worden uitgewerkt om irritatie aan de marginale gingiva te voorkomen.

De individuele pasvorm van confectiekroontjes wordt verkregen door ze te voorzien van een voering (rebasing) van zelfpolymeriserende (zelf uithardende) kunsthars (figuur 3.22a). Hierbij kan gebruik worden gemaakt van een traditionele poeder-vloeistofvariant of van cartridge delivery-systemen die door middel van een mengtip automatisch gedoseerd en gemengd worden.

Ingeval van een poeder-vloeistofmateriaal moet na kort doorroeren de kunsthars even 'rusten' om te kunnen polymeriseren. Het materiaal is pas klaar om gebruikt te worden op het moment dat er een homogeen aaneengesloten lint gevormd wordt als het materiaal van de spatel afdruipt.

Om te voorkomen dat de kunsthars de pulpa irriteert en zich hecht aan het gebitselement is het noodzakelijk om het beslepen gebitselement goed met vaseline in te smeren voordat de confectiekroon gerebased wordt.

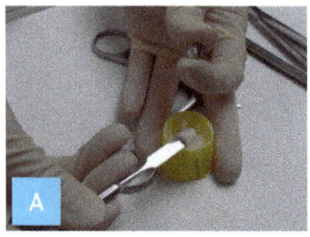
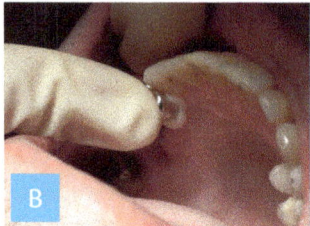
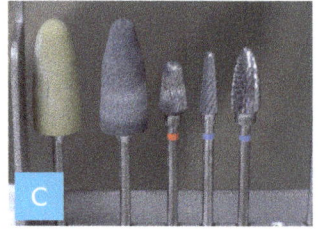

Figuur 3.22a De confectienoodkroon wordt na het aanpassen van de cervicale rand rijkelijk gevuld met kunsthars.
Figuur 3.22b Rebasing van de kroon op het geprepareerde element.
Figuur 3.22c Afwerkboortjes om de overtollige kunsthars weg te nemen.

Individuele noodkronen

Voor het vervaardigen van individuele noodkronen moet een voorafdruk worden gemaakt. Dit wordt met een partiële afdruklepel en een stevige afdrukputty gedaan voorafgaand aan het prepareren. In deze afdruk is dus de oorspronkelijke vorm van de gebitselementen vastgelegd.

Na het voltooien van de preparatie wordt het gebitselement ingesmeerd met vaseline om het te beschermen tegen de kunsthars. Vervolgens wordt in de voorafdruk op de plaats van het geprepareerde gebitselement wat zachte kunsthars aangebracht. De voorafdruk wordt vervolgens teruggeplaatst in de mond, zodat de weggeslepen ruimte precies kan worden opgevuld in de oorspronkelijke vorm. Na uitnemen van de afdruk moet de noodkroon nog naharden in warm water.

Met een frees in het techniekhoekstuk kan de overmaat aan kunsthars worden verwijderd en kunnen vervolgens de randen dun en glad worden afgewerkt met een rubberpoint of rubberschijfje (figuur 3.22c).

3.9.2 BEVESTIGING NOODKRONEN

Een noodkroon is een tijdelijke voorziening en moet dus eenvoudig kunnen worden losgemaakt. Bij het vastzetten van noodkronen worden vaak cementen op basis van eugenol gebruikt (Tempbond). Maar indien de definitieve restauratie met een composietcement vastgezet

zal worden, mag er in het tijdelijke bevestigingscement echter géén eugenol voorkomen. In dat geval dient men Freegenolte gebruiken.
De assistente mengt het cement en vult de kroon uiterst spaarzaam! Vaak is het aansmeren van de opstaande wanden voldoende (figuur 3.23a en 3.23b). Hiermee wordt voorkomen dat een te grote overmaat verhindert dat de kroon voldoende ver op zijn plaats kan zakken en tevens is met deze werkwijze de afdichting met cement langs de gehele cervicale rand verzekerd.
De behandelaar plaatst de kroon (figuur 3.23c). Na volledige uitharding van het cement (figuur 3.23d) worden de sulcus en het contactpunt gereinigd van overtollig cement (figuur 3.23e). Hiervoor gebruikt men een sikkelsonde en een stukje flosdraad waarin een dubbele knoop is gelegd.
Ten slotte moet altijd de articulatie worden gecontroleerd om er zeker van te zijn dat de kroon niet stoort. Dit zou niet alleen onprettig zijn voor de patiënt, maar kan er ook voor zorgen dat de noodkroon vroegtijdig losraakt.

3.9.3 AANDACHTSPUNTEN NOODKROON

Bij het vervaardigen van een noodkroon zijn de volgende punten van belang:
– De noodkroon moet voldoende retentie hebben om enkele weken te kunnen functioneren. Dit betekent dat de vorm van de binnenzijde zo nauwkeurig mogelijk afgestemd dient te worden op het beslepen gebitselement.
– Occlusaal moet er een minimale dikte van 1,5 mm bestaan om uit te sluiten dat de noodkroon door kauwkrachten kan perforeren.
– De contactpunten met de buurelementen moeten stevig genoeg zijn om migratie van gebitselementen te voorkomen en de impactie van voedsel tegen te gaan. Dit laatste zou de gingiva te veel irriteren, waardoor bij het passen en plaatsen van de definitieve restauratie bloeding van de gingiva een complicerende factor zal zijn.
– De hoogte van de noodkroon moet zodanig zijn dat uitgroei van antagonisten onmogelijk is.
– De articulatie van de patiënt moet zonder storing kunnen verlopen.
– De cervicale rand dient volledig egaal en glad te zijn om de marginale gingiva gezond te houden.

3.10 Endodontische materialen

Bij endodontische werkzaamheden is het van groot belang een aparte schone pincet, de zogenaamde transportpincet, te gebruiken. Deze

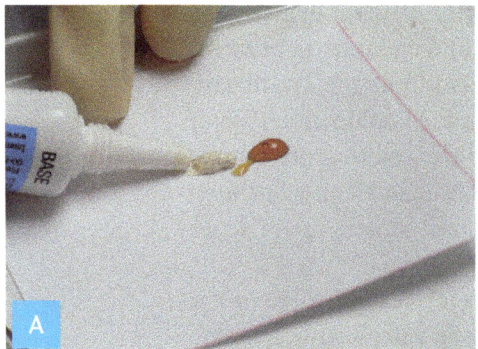
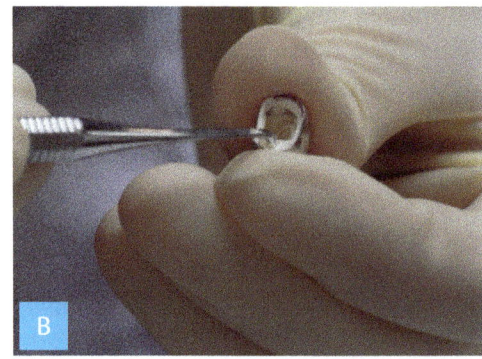
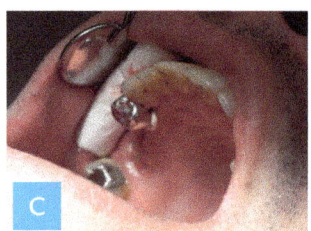
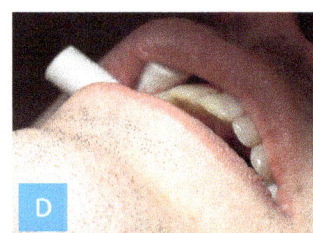
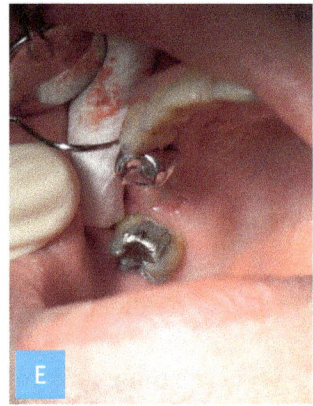

Figuur 3.23a Gebruik een kleine hoeveelheid tijdelijk bevestigingscement.
Figuur 3.23b Het noodkroontje spaarzaam vullen met tijdelijk cement.
Figuur 3.23c Het plaatsen van een noodkroon.
Figuur 3.23d Het cement laten uitharden tijdens het dichtbijten op een wattenrol.
Figuur 3.23e Verwijderen van het overtollige cement.

pincet, ook wel werkbladpincet genoemd, mag dus niet in de mond zijn gebruikt! Hiermee wordt voorkomen dat de inhoud van buisjes met paperpoints en GP-points gecontamineerd raakt. Deze transportpincet is ook nodig om vijlen uit de endobox te pakken. De afstand tussen de verschillende vijlen en ruimers is te klein om deze instrumentjes met de hand te kunnen pakken (figuur 3.24a), want er zouden ongetwijfeld verschillende vijlen aangeraakt en gecontamineerd worden.
Tijdens het prepareren (reinigen en vormgeven) van de kanalen moet veelvuldig gespoeld worden met natriumhypochloriet 2% oplossing. Hierbij dient de assistente uiterst secuur af te zuigen.

De preparatiefase eindigt ermee dat de behandelaar hypochloriet in het kanaal brengt en deze vloeistof gedurende 20 seconden met een ultrasoon activeert. Dit spettert enorm, dus dek de patiënt ruim af met beschermende servetten. Denk daarbij ook aan het afdekken van de behandelmicroscoop!

Voor het vullen van het wortelkanaal wordt meestal gebruikgemaakt van GP-points. Het foramen apicale wordt afgesloten met behulp van de hoofdstift die dezelfde diameter heeft als de dikste vijl die bij het prepareren is gebruikt, de zogenoemde hoofdvijl. Daaromheen worden (veel) bijstiften geplaatst in de ruimte die met behulp van een spreader wordt geforceerd tijdens het vullen (figuur 3.24c).
GP is bactericide (giftig voor bacteriën) en de stiften hoeven voor gebruik in principe niet gedesinfecteerd te worden. Niettemin kan men ze van tevoren in een bekertje natriumhypochloriet doen.
Het klaarleggen moet zodanig geschieden dat de behandelaar de GP-point eenvoudig kan oppakken. De assistente kan daarom de points tegen de rand van het mengblokje of glasplaatje zetten. Zo kan ook hypochloriet van de stiftjes wegdruipen op een gaasje of worden geabsorbeerd door het traypapier (figuur 3.24b). Een andere mogelijkheid is om de points met de punt in het aangemaakte wortelcement te plaatsen: ze kunnen dan niet wegrollen en laten zich goed afzonderlijk pakken. Wanneer de wortels van het gebitselement volledig zijn opgevuld met GP-points (figuur 3.24d), kan met behulp van een heet instrument de overmaat aan GP-materiaal worden afgesneden (figuur 3.24e).

3.11 Chirurgische materialen

Voor het uitvoeren van chirurgische ingrepen moet het gebruikte instrumentarium volgens de WIP-richtlijn gesteriliseerd verpakt zijn in een daarvoor geschikte (vacuüm)autoclaaf. De verpakte instrumenten moeten goed droog uit de autoclaaf komen omdat natte zakjes geen bescherming bieden tegen micro-organismen. Vervolgens moeten de instrumenten in een stofvrije omgeving worden bewaard. Daarbij is het van belang dat de verpakking onbeschadigd blijft; voorkom dus dat ze in de laden worden 'gepropt'.

3.11.1 HECHTMATERIAAL

Tegenwoordig wordt praktisch nog alleen gewerkt met voorverpakt hechtmateriaal. In deze verpakkingen is de hechtnaald reeds naadloos (atraumatisch) aan de draad bevestigd. De hechtnaald wordt zo veel

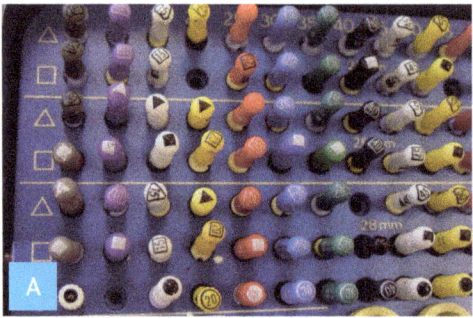
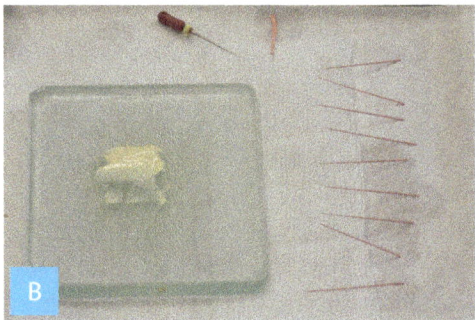
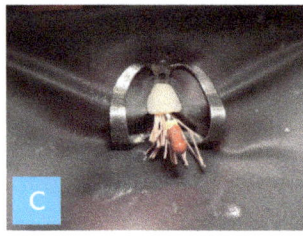
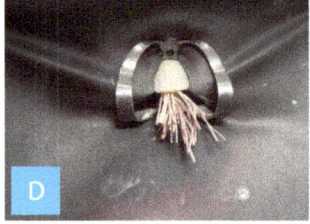
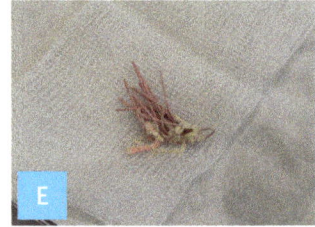

Figuur 3.24a Altijd een aparte transportpincet gebruiken bij uitnemen van vijlen of ruimers.
Figuur 3.24b Klaargelegde GP-points als bijstiften.
Figuur 3.24c Het plaatsen van GP-points met een spreader.
Figuur 3.24d Afgevuld kanaal.
Figuur 3.24e Verwijderde overmaat.

mogelijk aan de achterzijde van de hechtnaald in de naaldvoerder geplaatst. De positie van de naald wordt bepaald door de plaats waar de hechting moet worden aangebracht. Er wordt in beginsel gehecht in de richting van buccaal naar linguaal (palatinaal). Per kwadrant is de insteekrichting in beeld gebracht (figuur 3.25a t/m 3.25e.
Bij het hechten is het gebruikelijk dat de assistente de hechting afknipt. Hierbij dient ongeveer een halve centimeter vanaf de knoop geknipt te worden. Om goede controle te hebben bij het knippen moet het chirurgische schaartje met drie vingers worden bediend (figuur 3.26).
Indien gehecht wordt met zijde moet de patiënt een vervolgbehandeling afspreken om de hechtingen na ongeveer een week te laten verwijderen. Andere hechtmaterialen lossen vanzelf op.

3.11.2 STERIEL WERKVELD
Voor de chirurgische verrichtingen op het gebied van implantologie moet een volledig sterielveld worden opgedekt. Dit houdt in dat alle

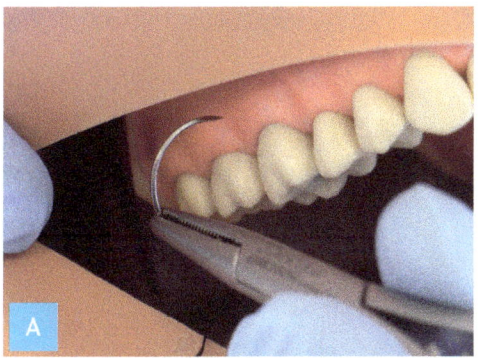
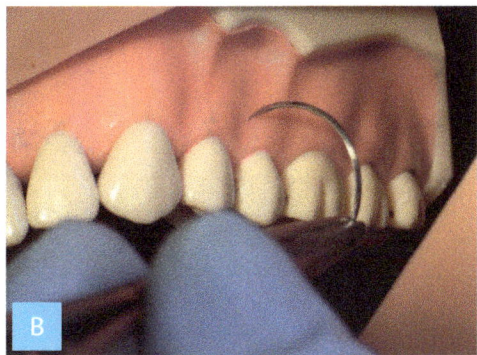
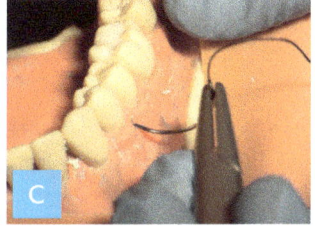
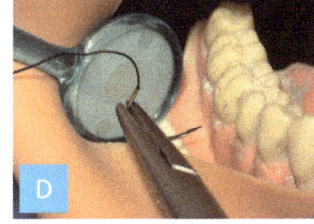
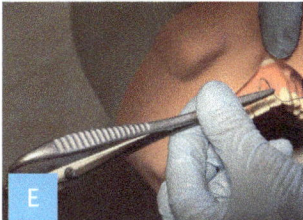

Figuur 3.25a Insteekrichting en naaldpositie 1^e kwadrant.
Figuur 3.25b Insteekrichting en naaldpositie 2^e kwadrant.
Figuur 3.25c Insteekrichting en naaldpositie 3^e kwadrant.
Figuur 3.25d Insteekrichting en naaldpositie 4^e kwadrant.
Figuur 3.25e Aangeven naaldvoerder met hechtnaald voor bovenfront.

instrumenten op een steriele doek liggen en dat alle randapparatuur zoals boren, afzuigers en handgrepen zijn afgedekt met steriele hoezen of omwikkeld zijn met steriel (aluminium)folie.

De patiënt wordt op de ingreep voorbereid door de mond twee minuten te spoelen met 0,12% chloorhexidine (Perio-Aid). De assistente maakt nu het steriele werkveld klaar door het gezicht van de patiënt te reinigen met 0,5% chloorhexidine (figuur 3.27a t/m 3.27c).

Het twee minuten spoelen voorafgaand aan de behandeling met een 0,12% chloorhexidineoplossing (Perio-Aid) zorgt de eerste uren voor een geringer aantal micro-organismen in het speeksel van de patiënt. Hierdoor bevat de gevormde aerosol minder micro-organismen en zal het wondbed schoner blijven, hetgeen de genezing ten goede komt. Verder wordt bij alle chirurgische ingrepen uitsluitend gebruikgemaakt van *steriele* koelvloeistof. Dit kan door directe koeling van het steriele hand- of hoekstuk met behulp van de fysiodispenser. Ook kan handmatig gekoeld worden met een steriele fysiologischzoutoplossing die met een waterspuit wordt ingespoten (figuur 3.28a en 3.28b).

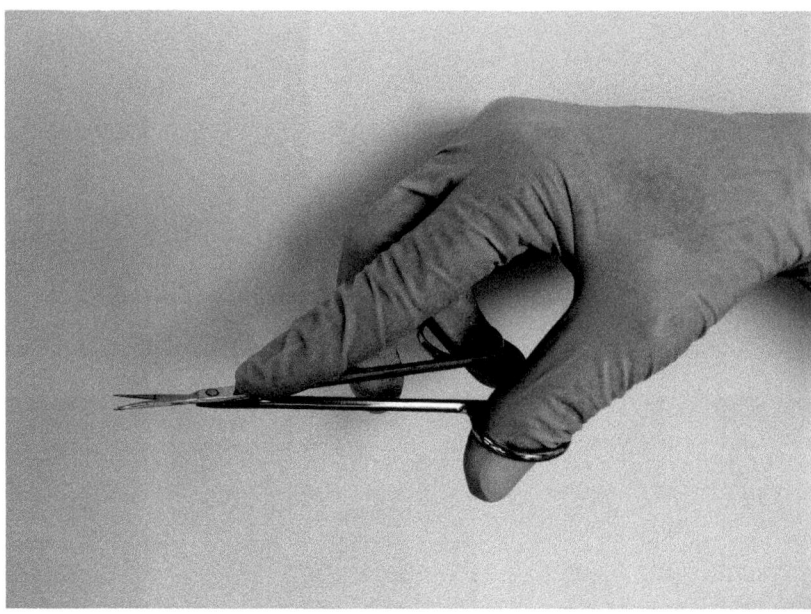

Figuur 3.26 Handgreep van het chirurgisch schaartje bij het knippen in de mond.

Bij deze ingrepen op het gebied van de implantologie is het bovendien noodzakelijk dat de teamleden steriele kleding, mutsen en handschoenen dragen (figuur 3.29). Het verdient de voorkeur om dergelijke omvangrijke chirurgische behandelingen uit te voeren in een speciaal daarvoor bestemde behandelkamer, waar de werkbladen leeg zijn en een professionele operatielamp de verlichting van het werkterrein kan verzorgen.
Hoe leger, hoe schoner, luidt het devies!
Behalve de behandelaar, assistente en patiënt mag er zich tijdens de behandeling bij voorkeur niemand in de operatieruimte bevinden – dus ook geen omloopassistente! Door alle spullen van tevoren compleet op te dekken, samen met gesteriliseerde reserve-instrumenten en enkele extra verpakkingen steriele handschoenen (voor zowel de assistente als de behandelaar) binnen handbereik op het werkblad, kan er zonder omloopassistente worden gewerkt. Mocht er een reserve-instrument nodig zijn, dan trekt de assistente de steriele handschoenen uit, laat het noodzakelijke instrument of materiaal handsfree vanuit de verpakking op het steriele veld vallen, trekt schone steriele handschoenen aan en assisteert verder.

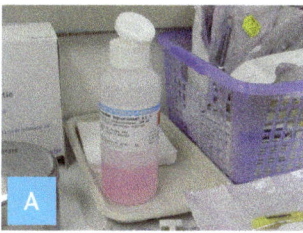 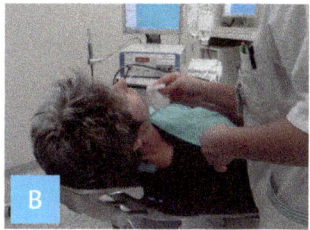 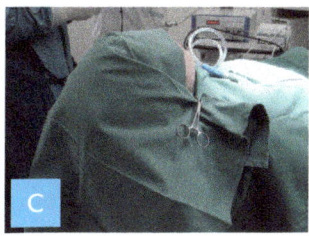

Figuur 3.27a *Voorbereiden patiënt stap 1: chloorhexidineoplossing.*
Figuur 3.27b *Voorbereiden patiënt stap 2: chloorhexidine op een gaasje aanbrengen om het gezicht van de patiënt mee te reinigen.*
Figuur 3.27c *Voorbereiden patiënt stap 3: aanbrengen steriele doeken.*

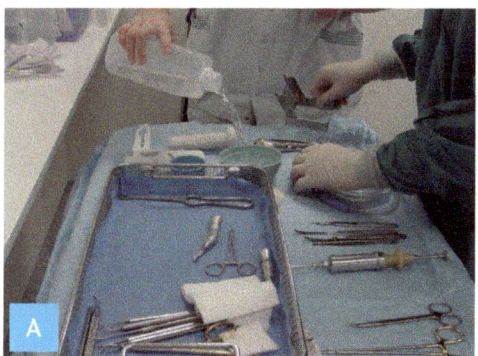 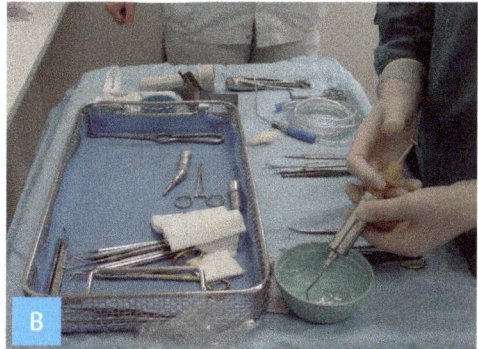

Figuur 3.28a *Steriele fysiologischzoutoplossing in steriele waterbak schenken.*
Figuur 3.28b *Vullen van de waterspuit om steriel te koelen bij het boren.*

Bij parodontale chirurgie, gecompliceerde extracties met mucosaopklap, apexresecties en het verwijderen van wortelresten kan worden volstaan met een sterielveld waarbij slechts een muts en schone jassen voor de behandelaars nodig zijn. Wel is ook hier steriele koelvloeistof vereist.
Voor normaal gebruik van extractietangen is in het geheel geen steriele omgeving vereist. Hierbij voldoet de dagelijkse omgeving en inrichting van de behandelkamer.

3.11.3 STERIELE INSTRUMENTENSETS
Alle chirurgische instrumenten uit de categorie A (zie WIP-richtlijn tandheelkunde) moeten verpakt bewaard worden in een stofvrije ruimte. De houdbaarheid van gesteriliseerde verpakkingen is gesteld op maximaal een half jaar. Dit kan worden gecontroleerd aan de hand van de genoteerde sterilisatiedatum op het sterilisatiezakje.

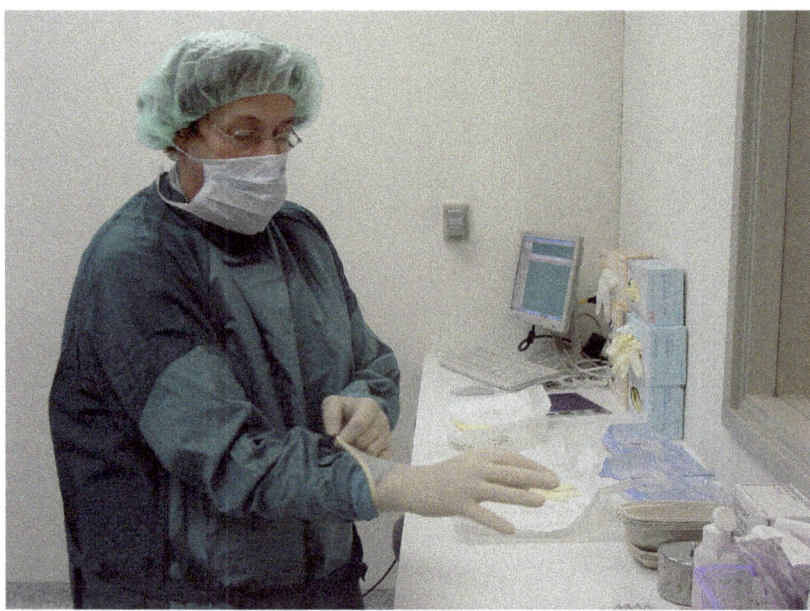

Figuur 3.29 Steriele kleding behandelteam.

Na het openen van de verpakking moeten deze instrumenten op een steriele ondergrond worden gelegd. Indien er geen sterielveld vereist is, bijvoorbeeld bij het verwijderen van hechtingen, moet het instrumentarium worden gepresenteerd op een kleine tray van geperst papier of kunststof, die is meegesteriliseerd in de verpakking. Het verdient aanbeveling om voor dergelijke situaties steriele instrumentensetjes samen te stellen. De instrumenten worden op een minitray gelegd, het geheel wordt verpakt en gesteriliseerd.

De meest toegepaste steriele setjes en hun inhoud zijn:
- *onderzoekssetje*: spiegel, sikkelsonde, collegepincet (figuur 3.30);
- *hechtsetje*: spiegel, naaldvoerder, chirurgisch pincet, chirurgisch schaartje, twee gaasjes;
- *hechting-verwijdersetje*: spiegel, collegepincet, chirurgisch schaartje, twee gaasjes.

Verder is het raadzaam om van elk instrument een klein aantal apart verpakte exemplaren steriel te hebben voor het geval er tijdens de behandeling een instrument valt. Dan hoeft er niet een hele schone set te worden aangebroken, maar kan alleen het desbetreffende instrument worden vervangen. Zorg ook voor een apart verpakte steriele carpulespuit.

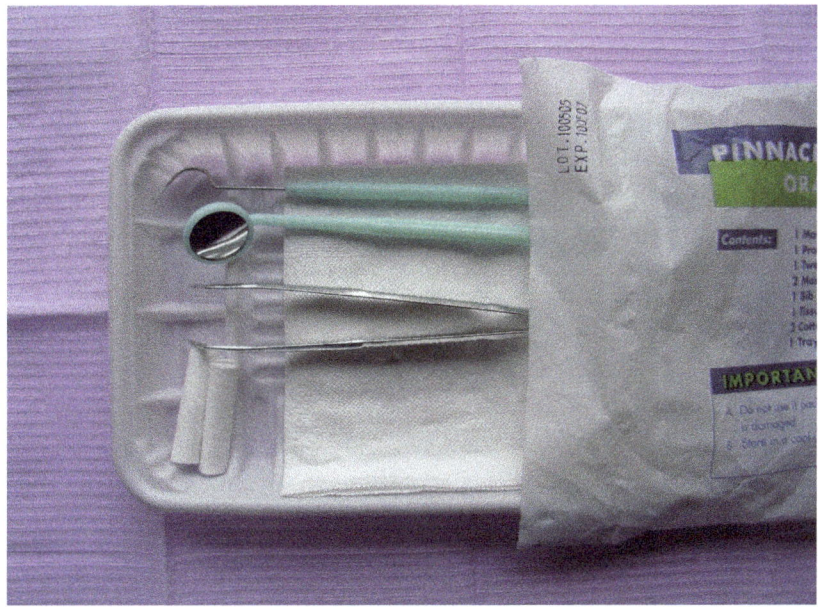

Figuur 3.30 Steriel onderzoekssetje, disposable variant.

3.11.4 OPDEKKEN VAN HET STERIELVELD

Het opdekken van een sterielveld moet uiterst geconcentreerd worden uitgevoerd om te voorkomen dat de steriliteit van het werkterrein wordt verbroken. Het opdekken moet handsfree geschieden door de verpakking vanaf de sluiting zijwaarts open te trekken en het instrument zonder het aan te aanraken op het sterielveld te laten vallen (figuur 3.31a t/m 3.31c).

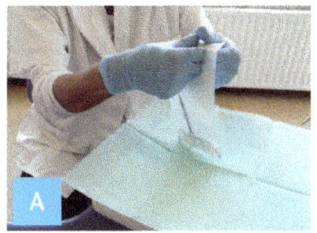
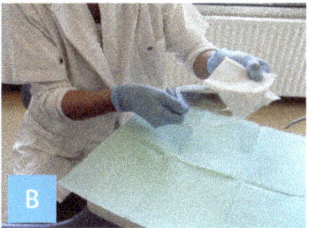
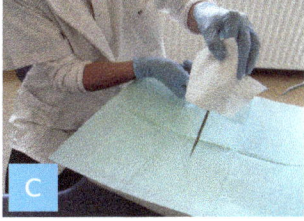

Figuur 3.31a Openen van steriele verpakking boven de aangegeven locatie.
Figuur 3.31b Uiteentrekken van de verpakking.
Figuur 3.31c De inhoud handsfree laten vallen op de schone (steriele) ondergrond.

In de praktijken waar verrichtingen gedaan worden die een sterielveld vereisen is adequate scholing van het hele team aangewezen om tot een correcte werkwijze te komen. Praktische training is daarbij onmisbaar voor het vormen van een juiste routine en om de benodigde souplesse te verkrijgen. Fabrikanten van implantaatsystemen bieden doorgaans zeer geschikte cursussen aan op het gebied van hygiënescholing in samenhang met het werken met alle specialistische hulpmiddelen en materialen ten behoeve van de implantologie. Het is aan te raden om als team een dergelijk scholingstraject te doorlopen alvorens te starten met uitgebreide chirurgische ingrepen.

4 Protocollen van behandelingen

4.1 Inleiding

Het werk aan de stoel vereist dat de tandartsassistente ervan op de hoogte is wat een bepaalde behandeling inhoudt en welke specifieke werkwijze er wordt gevolgd. Dit hoofdstuk bevat de noodzakelijke basiskennis op grond waarvan de tandartsassistente zich kan ontwikkelen tot een onmisbare hulpkracht binnen het tandheelkundige team.

4.2 Doel van protocollen

Het stapsgewijs op papier vastleggen van behandelmethoden en procedures levert een zogenaamd protocol op. Dit is een prima hulpmiddel om aan alle teamleden op elk moment inzage te bieden in een bepaalde werkwijze. Aanvullend kan in een kort overzicht worden beschreven wat het doel en de inhoud van een bepaalde behandeling is.
Het opstellen van protocollen is belangrijk voor het efficiënt en gelijkvormig uitvoeren van behandelingen, ongeacht welke assistente aan de stoel werkzaam is. Dit is van groot belang wanneer gewerkt wordt in een praktijk waar veel parttimers werkzaam zijn. De grootste winst bij het gebruik van protocollen is de mogelijkheden die het biedt voor een optimale samenwerking tussen behandelaar en assistente, met daardoor maximaal rendement van de assistentie aan de stoel.
De tekst van de opgestelde protocollen dient als naslagwerk voor alle teamleden, opdat er een *uniforme werkwijze* gehanteerd kan worden. Bovendien dragen protocollen bij aan het systematisch en snel inwerken van nieuw personeel of stagiaires.
Met behulp van de voorbeeldprotocollen (zie paragraaf 4.5) kan een begin worden gemaakt met de systematische geprotocolleerde werkwijze.

4.3 Toelichting voorbeeldprotocollen

Omwille van de leesbaarheid van de voorbeeldprotocollen wordt in deze voorbereidende paragraaf een aantal veel voorkomende onderwerpen apart besproken.

4.3.1 BASISMATERIALEN

Materialen die voor *elke* behandeling worden klaargelegd zullen niet apart worden vermeld in de opsommingen van klaar te leggen instrumenten en materialen. Het betreft:
- patiëntenservet en eventueel een servetkettinkje;
- patiëntenveiligheidsbril;
- werkbladpincet ofwel transportpincet.

Het gebruik van een *servetketting* is toegestaan op voorwaarde dat er voor elke patiënt een schoon exemplaar beschikbaar is. Volgens de WIP-richtlijn volstaat chemische desinfectie. Vanwege de vorm van de servetketting, die zich doorgaans niet leent voor het handmatig desinfecteren met alcohol, is het gedurende 5 minuten onderdompelen in alcohol de minimumbehandeling. Voor het gemak is desinfectie in de thermodesinfector aan te bevelen.

Voor iedere patiënt dient de assistente standaard een *veiligheidsbril* klaar te leggen. Die biedt zij aan op het moment dat de behandelstoel in positie wordt gebracht.

Voor alle zaken die tijdens de behandeling onverwachts uit de voorraad op het werkblad of uit een lade moeten worden bijgepakt, is het belangrijk om een aparte pincet te gebruiken die *niet* in de mond gebruikt wordt. Dit is de zogenaamde *werkbladpincet*. Voor elke behandeling dienen er daarom minimaal twee pincetten te worden opgedekt, één op de instrumententray en één op het werkblad. Beide pincetten worden na de behandeling afgevoerd naar de sterilisatieruimte voor desinfectie of sterilisatie.

4.3.2 RÖNTGENFOTO'S EN CORRESPONDENTIE

Bij aanvang van iedere behandeling moeten altijd de meest recente röntgenfoto's van de patiënt voorhanden zijn, hetzij op de lichtbak, hetzij op het beeldscherm. Hierop kan de behandelaar indien nodig de situatie in de mond snel nog even verifiëren, bijvoorbeeld voor een snelle oriëntatie op de omvang van de caviteit bij aanvang van het prepareren.

Actuele correspondentie moet ook in het zicht zijn van de behandelaar om direct de huidige bevindingen te kunnen koppelen aan verwijsbrieven, ontslagbrieven en overige correspondentie zoals bijvoorbeeld uit de weekenddienst.

Net als bij de basismaterialen zal in het vervolg niet meer in iedere opsomming apart melding worden gemaakt van deze administratieve componenten. Deze moeten immers standaard worden gepresenteerd.

4.3.3 OPDEKKEN BEHANDELTRAYS

Bij veel behandelingen wordt uitgegaan van een zogenaamde basisset. De inhoud van deze basisset staat in kader 4.1. Deze instrumenten zullen in de navolgende protocollen gezamenlijk worden aangeduid met de term 'basisset' en niet telkens apart worden genoemd.

Kader 4.1 Basisset behandeltray
- mondspiegel;
- sikkelsonde;
- pocketsonde;
- Ash 6;
- Ash 49;
- collegepincet.

Voor het compleet opdekken van de instrumententray is het noodzakelijk om voor een behandeling het behandelplan te kennen. Op basis daarvan kan bij het klaarmaken van de behandeltray bijvoorbeeld al gelijk de juiste matrix en het goede aantal wiggen op de tray worden gelegd. Ook kan bij gebruik van cofferdam de lap reeds worden voorbereid met de juiste perforaties en de juiste cofferdamklem.

Het is ook aan te raden om de kleur van composietrestauraties al van tevoren te bepalen, zodat het materiaal, in voldoende hoeveelheden, kan worden klaargelegd. Op deze manier kan er zo efficiënt en hygiënisch mogelijk worden gewerkt: je hoeft dan niet tijdens de behandeling in alle haast even nog een doosje of een lade te openen met alle risico's op onvoldoende handhygiëne van dien.

4.3.4 HOEKSTUKKEN

Bij de vermelding van de hoekstukken is slechts onderscheid gemaakt tussen snelloop en laagtoerental. Voor snelloop kan naar keuze een rood hoekstuk of een turbinehoekstuk (airotor) worden toegepast en met laagtoerental wordt doorgaans een groen of blauw hoekstuk bedoeld, afhankelijk van de voorkeur van de behandelaar.

De hoekstukken worden bij voorkeur aan de unit gekoppeld in het bijzijn van de patiënt. Die ziet daardoor dat er goed op de hygiëne wordt gelet. Er dient ook telkens gecontroleerd te worden of de juiste koeling voor het desbetreffende hoekstuk aan- of uitstaat.

4.3.5 RANDAPPARATUUR

Voor alle genoemde apparaten geldt dat ze *gebruiksklaar* dienen te worden opgesteld. Dit betekent dat ze direct vanuit de assisteerpositie aan de stoel bereikbaar moeten zijn en dat eventueel benodigde hulpmiddelen eveneens voorhanden zijn; denk hierbij aan sleutels om ultrasoontips te verwisselen. Controleer bijvoorbeeld ook of er voldoende poeder in de zandstraler aanwezig is, of er voldoende koelwater is bij het gebruik van losse ultrasonische tandsteenapparatuur, enzovoort. En al klinkt het heel simpel ... het belangrijkste is dat de apparatuur *aan* staat!

4.3.6 INFECTIEPREVENTIE

Tijdens de behandeling is het niet altijd te vermijden dat de assistente buiten de directe klinische setting een handeling verricht of iets moet pakken. Hierbij moet gedacht worden aan het bedienen van de computer voor het zoeken in het (digitale) fotoarchief of het invoeren van de DPSI-score, verrichtingen of andere tekst. Ook het invullen van een pocketstatus geschiedt meestal buiten het directe werkgebied rondom de patiënt. Bij al deze handelingen bestaat het risico op smeercontaminatie als er onvoldoende handhygiëne wordt toegepast. Het aanleren van een goede routine op dit gebied is van wezenlijk belang om de praktijk schoon te houden.

Wat betreft de handhygiëne kunnen de volgende maatregelen worden getroffen:
- terugslaan van de handschoenmanchet tot over de vingers, zodat met de niet-gecontamineerde binnenzijde gewerkt kan worden;
- gebruik van een tissue als tussenlaag tussen handschoen en het aan te raken oppervlak;
- uittrekken van vieze handschoen en opnieuw aantrekken van schone na een handeling buiten het werkgebied rondom de patiënt.

Als er materialen tijdens de behandeling moeten worden gemengd, is het van groot belang om nauwlettend in de gaten te houden dat er geen contaminatie optreedt van de achterblijvende voorraad in tube, flesje of pot.

Voor alle duidelijkheid dient nog vermeld te worden dat na de laatste stap van elk protocol (*behandelstoel in uitstappositie brengen*) er hier verder geen aandacht meer wordt besteed aan de manier waarop instrumenten, materialen en randapparatuur moeten worden gereinigd, gedesinfecteerd en gesteriliseerd.[17]

4.4 Beknopte overzichten

Van de meest voorkomende behandelingen wordt in tabel 4.1 t/m 4.4 een korte schets gegeven van de procedure. Deze fasering is in paragraaf 4.5 bij enkele (lange) voorbeeldprotocollen opgenomen.
Voor het vervaardigen van een partiële kunstharsprothese of een frameprothese moet in principe dezelfde procedure worden aangehouden als bij een volledige prothese, met weglating van de beetregistratie met behulp van de intraorale pijlpuntregistratie; dat onderdeel kan worden overgeslagen.

Tabel 4.1 Beknopte procedure composietrestauratie.

Fase 1: schoonmaken ('gaatje boren')	– snelloop rechte diamant; – (cofferdam aanbrengen); – excaveren: handmatig of met groen hoekstuk met ronde boor.
Fase 2: voorbereiding op restaureren	– bevel aanbrengen; – randen bijsteken met glazuurmessen; – matrix en wiggen aanbrengen; – (relatief) droogleggen.
Fase 3: vullen	– hechtprocedure uitvoeren; – per portie uitharden/condenseren.
Fase 4: afwerken van de restauratie	– verwijderen matrix en wiggen; – met dunne scaler overmaat bij box wegnemen; – herstellen anatomische vormgeving; – afwerken op hoogglans.

Tabel 4.2 Beknopte procedure prothese.

Fase 1: begin afdruk	Afdruk met 'stug alginaat' in confectielepel voor edentate kaak. *Tandtechniek*: gipsmodellen uitgieten; daarop individuele kunstharslepels vervaardigen.
Fase 2: individuele afdruk	Dun vloeibaar afdrukmateriaal in individuele kunstharsafdruklepels. *Tandtechniek*: gipsmodellen uitgieten; daarop schellak beetplaten met waswal vervaardigen.

17 Raadpleeg hiervoor op www.wip.nl de WIP-richtlijn Tandheelkunde of zie Standby Praktijkreeks: *Infectiepreventie van A tot Z*.

Vervolg tabel 4.2

Fase 3: beetbepalen	– beethoogte bepalen; – lipvulling optimaliseren; – kleurbepalen. *Tandtechniek:* – plaatsen intraorale beetregistratieapparatuur; – meeleveren frontelementen.
Fase 4: beetregistratie	– intraorale pijlpuntregistratie met schrijftafeltje en rondel; – opstellen bovenfront. *Tandtechniek:* – ingipsen in articulator; – overige elementen opstellen in was.
Fase 5: passen in was	Controle van: – beethoogte; – articulatie; – esthetiek. *Tandtechniek:* prothese persen en afwerken.
Fase 6: plaatsen	– plaatsen van de prothese; – geven van onderhoudsinstructie; – nazorgtraject bespreken.

Tabel 4.3 Beknopte procedure endo.

Fase 1: endo openen*	– gebitselement wordt opengeboord tot in de pulpakamer: bij vitale elementen volgt dan extirpatie van de vaatzenuwstreng, bij avitale elementen is er toegang tot het necrotische weefsel; – starten preparatie; – spoelen met natriumhypochloriet; – drogen.**
Fase 2: endo prepareren*	Na lengtebepaling (elektronisch of traditioneel met handvijl en röntgenfoto) met behulp van handinstrumentarium (vijlen en ruimers) of met roterend endo-instrumentarium de kanalen schoonmaken en vormgeven.
Fase 3: endo spoelen*	Bij tussentijdse pijnklachten na fase 1 of 2 wordt de noodrestauratie verwijderd en kunnen de kanalen een keer extra worden gespoeld.
Fase 4: endo afsluiten*	Met dunne stiftjes en wortelkanaalcement worden de kanalen stevig dichtgestopt om een hermetische afsluiting te verkrijgen tussen het mondmilieu en het alveolaire bot.

* Fase 1 t/m 4 kunnen eventueel in één zitting worden uitgevoerd. Doorgaans wordt echter fase 1 in een eerste en worden fase 2-4 in een tweede zitting uitgevoerd.
** Bij twee zittingen op dit punt afronden: kanalen vullen met $Ca(OH)_2$ en plaatsen noodrestauratie; bij één zitting aansluitend verdergaan met fase 2.

Tabel 4.4	Beknopte procedure kroon- en brugwerk.
Fase 1: prepareren*	Gebitselement wordt rondom beslepen, van cariës ontdaan en eventueel voorzien van een opbouw als er te weinig tandweefsel over is voor voldoende houvast van de kroon.
Fase 2: noodvoorziening*	In de periode tussen de behandelingen biedt een noodkroon bescherming tegen pijn en verplaatsing van de buurelementen of antagonist.
Fase 3: afdruk	– vastleggen van de situatie in de mond met een precisieafdruk; – de tegenoverliggende tandboog wordt afgedrukt met alginaat; – registreren van de beet; – bepalen van de kleur. *Tandtechniek:* – uitgieten afdrukken; – bepalen van de outline; – modellen in articulator plaatsen; – kroon vervaardigen.
Fase 4: passen	Werkstuk wordt beoordeeld op pasvorm, kleur en vormgeving. Daarbij spelen niet alleen esthetiek, maar ook occlusie en articulatie een rol. *Tandtechniek:* correcties uitvoeren aan kleur of vorm.
Fase 5: plaatsen	Kroon definitief vastzetten in de mond. Bij twijfel over de pasvorm eerst vastzetten met tijdelijk cement en 'inlopen'.

* Fase 1 en 2 zijn onlosmakelijk met elkaar verbonden in de eerste zitting. Het is niet ongebruikelijk om ook fase 3 in de eerste zitting uit te voeren; deze fase kan eventueel in een aparte zitting. Het voordeel van een aparte zitting voor de afdruk is dat de gingiva mogelijk wat rustiger is dan direct aansluitend op het prepareren. Het nadeel is een extra zitting (met anesthesie) voor de patiënt.

4.5 Voorbeeldprotocollen

Als basis voor het opstellen van assisteerprotocollen voor de eigen werkplek kunnen de onderstaande voorbeeldprotocollen dienst doen. Al naar gelang de voorkeur van de assistente of behandelaar kan op basis van de formats een individueel behandelprotocol worden opgesteld voor toepassing in de eigen werksituatie.
De voorbeeldprotocollen zijn als volgt opgebouwd:
- Naam behandeling;
- Beschrijving van de behandeling;
- Opsomming van klaar te zetten instrumenten, materialen en randapparatuur.
  In de eigen praktijksituatie kan in plaats van een dergelijke opsomming ook worden gewerkt met een overzichtelijke kleurenfoto.
- Stap-voor-stapprocedure;
- Bijzonderheden en specifieke aandachtspunten die voor de desbetreffende behandeling van belang zijn.

Algemene opmerkingen

- *Mondreiniging* wordt door de assistente uitgevoerd met de meerfunctiespuit en nevelafzuiger.
- *Relatief droogleggen* gebeurt door de assistente door middel van het plaatsen van wattenrollen en de krulspeekselzuiger.
- *Spoelen* van de preparatie kan eveneens door de assistente worden uitgevoerd.
- *Vullen* van de preparatie kan op verzoek van de behandelaar ook door de assistente worden gerealiseerd.
- *Anesthesie* wordt bij restauraties alleen beschreven in het protocol van de composietrestauratie.

Legenda bij de protocollen
T = terugnemen;
A = aanreiken;
Sonde = sikkelsonde.

4.5.1 PROTOCOL 1: PERIODIEKE CONTROLE

De periodieke controle is preventief onderzoek van het gebit en overige structuren in de mondholte om symptomen van cariës, gingivitis, parodontitis en overige pathologie op te sporen.

Instrumententray
- mondspiegel;
- sikkelsonde;
- pocketsonde;
- *Afhankelijk van de gewoonte in de praktijk, eventueel ook:*
- scaler H6-H7 of ultrasone scaler;
- polijstcupje;
- polijsthoekstuk;
- portie polijstpasta in dappenglaasje.

Werkblad
- meest recente bitewings;
- relevante solo's;
- nieuw ingekomen correspondentie.

Behandelaar	Assistente
	Update medische anamnese en bijzonderheden doorgeven aan behandelaar.
	A: spiegel en sonde.
Uitvoeren gebitsinspectie en opnoemen inspectieresultaten.	Noteren status praesens en/of caviteiten, enz.
Inspectie overige structuren in de mond, inclusief bepalen DPSI.	A: pocketsonde. Noteren DPSI.
Besluitvorming over nieuwe röntgenfoto's.	
Vervaardigen nieuwe bitewingopnamen of solo's.	A: röntgenfoto's in instelapparatuur. A: loodkraag. Direct aansluitend foto's ontwikkelen/scannen.
Eventueel:	
Geringe hoeveelheid tandsteen verwijderen.	A: (ultrasoon)scaler. Afzuigen tijdens werkzaamheden.

Behandelaar	Assistente
Polijsten gebitselementen.	A: polijsthoekstuk met cupje. Polijstpasta bij de mond houden en aanhoudend afzuigen met kleine zuiger. Mondreiniging. Behandelstoel in uitstapstand brengen. Eventueel: aanvullende mondhygiëne-instructie door (preventie)assistente.

Bijzonderheden

- Voor controle van de implantaten moet gebruik worden gemaakt van een kunststof pocketsonde en eveneens van kunststof curettes; dit om geen krassen te veroorzaken.
- Uitgevoerde verrichtingen en/of de voorgenomen behandeling vastleggen in het journaal en desgewenst met een begroting toelichten. De ondertekende begroting in de administratie voegen of inscannen als informed consent.
- Een afspraak maken voor een geplande behandeling of voor volgend periodiek onderzoek.

4.5.2 PROTOCOL 2: PARODONTIUMSTATUS

Het opnemen van een parodontiumstatus of pocketstatus is de eerste stap van het (kostbare) paroprotocol. Als voorbehandeling heeft de patiënt dan al een instructie mondhygiëne gekregen en is supragingivaal tandsteen verwijderd. Hierdoor heeft de patiënt optimaal de gelegenheid gekregen om goede zelfzorg uit te voeren.

Indien er enkele weken na deze voorbehandeling nog probleemgebieden aanwezig blijken te zijn, kan de patiënt bij voldoende motivatie en bij getoonde goede mondreiniging het paroprotocol binnengaan. Als eerste wordt dan middels het opnemen van een parodontiumstatus een uitgebreide inventarisatie gemaakt van de probleemgebieden.

Instrumententray
- mondspiegel;
- pocketsonde;
- furcatiesonde.

Werkblad
- pocketstatus;[18]
- potlood en gum;
- rode en zwarte pen.

Behandelaar	Assistente
	A: mondspiegel en pocketsonde.
Inventariseren afwezige elementen.	Wegkruisen afwezige elementen in status.
Globaal mondonderzoek.	Noteren bijzonderheden in de brede horizontale kolom voor opmerkingen. F = festoon A = atrofie C = cleft Ab = abrasie P = pus.
Inspectie aanwezige tandplaque.	Noteren aanwezigheid tandplaque: plaats een '+' in het vakje bij het element.

---

18 Zie *Assisteren in beeld*, hoofdstuk 5: figuur 5.2.

Behandelaar	Assistente
Pocketmetingen in de afgesproken volgorde.	Noteren pocketdiepten op de juiste plaats in de status.
Bloedingsscore opnemen.	Noteren bloedingen door de gemeten pocketdiepte te omcirkelen.
Gingivarecessies opnemen.	Noteren gemeten waarden van de gingivarecessies en omcirkelen van de gekozen notatie: AN of LG.
Furcaties opmeten.	A: furcatiesonde. Noteren furcatietoegankelijkheid: I = lichte toegankelijkheid: t/m 3 mm II =sterke toegankelijkheid: meer dan 3 mm III = doorgankelijk. De classificatie aangeven in de driehoekjes, plus het aantal millimeters horizontaal aanhechtingsverlies op die plaats.
Beoordelen en benoemen mobiliteit van de gebitselementen.	Noteren mobiliteit: 0 = fysiologische beweeglijkheid 1 = beweeglijkheid van 0,2-1 mm horizontaal 2 = beweeglijkheid van 1-2 mm horizontaal 3 = beweeglijkheid van meer dan 2 mm horizontaal en/of mobiliteit verticaal. Behandelstoel in uitstapstand brengen of aansluitend starten met initiële therapie. Uitwerken papierenstatus: zwart = pocketmeting t/m 3 mm rood = pocketmeting hoger dan 3 mm.

Bijzonderheden
- Voor de meting zorgvuldig inventariseren welke elementen ontbreken. Vervolgens een volgorde afspreken waarin gemeten gaat worden en de plaats waar gestart gaat worden.
- Spreek van tevoren af volgens welke methode de recessies worden gemeten:
AN = aanhechtingsniveau;
LG = localisatie van de gingiva ten opzichte van de glazuurcementgrens.
- Een status wordt opgenomen voor aanvang van de initiële therapie, vervolgens na drie maanden in verband met de herbeoordeling, of verder zo vaak als noodzakelijk wordt geacht.

4.5.3 PROTOCOL 3: INITIËLE THERAPIE

Nadat de probleemgebieden middels een parodontiumstatus in kaart zijn gebracht, wordt een professionele gebitsreiniging uitgevoerd. Daarbij worden alle tand- en worteloppervlakken van tandsteen en tandplaque ontdaan (scaling). De worteloppervlakken worden vervolgens met curettes gladgemaakt (rootplaning) en alle gebitselementen worden gepolijst.

Instrumententray

- carpulespuit compleet;
- mondspiegel;
- sikkelsonde;
- collegepincet;
- pocketsonde;
- scaler 11A-12A;
- gracey curettes 1-2, 11-12, 13-14, 15-16;
- steriele gaasjes;
- polijsthoekstuk met gemonteerd polijstcupje;
- polijstpasta in dappenglaasje;
- ultrasoon tandsteeninstrument met insert.

Werkblad

- neutrale fluoridegel;
- dappenglaasje;
- wattenstaafje.

Behandelaar	Assistente
Oriëntatie in de mond.	A: mondspiegel en pocketsonde.
Wegnemen grote hoeveelheden supragingivale tandsteen.	A: ultrasoonscaler. Afzuigen met nevelafzuiger op ongeveer 1 cm afstand om aerosolvorming tegen te gaan.
Scaling.	A: scaler 11A-12A. Afzuigen met kleine zuiger.
Subgingivale reiniging en rootplaning.	A: curettes in gevraagde volgorde. Afzuigen met kleine zuiger.

Behandelaar	Assistente
Controle op mogelijk achtergebleven tandsteen.	Mondreiniging.
	A: pocketsonde.
Polijsten gebitselementen.	A: polijsthoekstuk met rubber cupje.
	A: polijstpasta dichtbij aanbieden in dappenglaasje.
	Mondreiniging.
	Behandelstoel in uitstapstand brengen.

Bijzonderheden

Voor het correct uitvoeren van de initiële therapie is het absoluut vereist dat de scalers en curettes een maximale scherpte hebben. Hiertoe dienen de instrumenten na sterilisatie en voorafgaand aan *elke* initiële behandeling geslepen te zijn. Bovendien zal de behandelaar ook tijdens de behandeling de instrumenten nog met de hand opnieuw moeten aanzetten.

4.5.4 PROTOCOL 4: NAZORG PAROPATIËNT (RECALL)

De nazorg start altijd met een check van de mate van zelfzorg. Controle met ragers of stokers op het ontstaan van bloeding dient als indicatie voor het niveau van de zelfzorg. Vervolgens dient de behandelaar met curettes en ultrasone scaler de microflora te verstoren op locaties waar restpockets aanwezig zijn. Daarna worden de gebitselementen met een zwart cupje gepolijst tot enkele millimeters onder de gingivarand. Bij beginnende cariës wordt op risicoplaatsen preventief fluoridelak of EC40 aangebracht.

Instrumententray
- mondspiegel;
- sikkelsonde;
- pocketsonde;
- curette 11-12 en 13-14;
- polijsthoekstuk met gemonteerd zwart polijstcupje;
- polijstpasta in dappenglaasje;
- ultrasoon tandsteeninstrument met insert.

Werkblad
- EC40 in carpulespuit;
- neutrale fluoridelak;
- dappenglaasje;
- wattenstaafje;
- flosdraad.

Behandelaar	Assistente
Controle zelfzorg, interdentaal ragen en beoordelen op bloedingen.	A: ragertje (tandenstoker) en spiegel.
	T: ragertje. Afspoelen en verpakken zodat de patiënt deze kan meenemen naar huis.
Bespreken mondhygiëne van de patiënt en eventueel bijsturen.	Eventueel handspiegel aan patiënt.
Oriëntatie in de mond.	A: sonde.

Behandelaar	Assistente
Reinigen van subgingivale risicolocaties ter plaatse van restpockets.	A: curette 11-12 en 13-14. Kleine afzuiger bij instrumentatiegebied houden voor optimaal zicht op het werkterrein.
	Mondreiniging.
Reinigen moeilijk toegankelijke locaties (furcaties).	A: ultrasoon tandsteenapparaat. Afzuigen nevelafzuiger op 1 cm afstand.
	Mondreiniging.
Polijsten gebitselementen.	A: polijsthoekstuk en polijstpasta in dappenglaasje. Afzuiger bij polijstcupje in de buurt houden.
	T: polijsthoekstuk en wegzetten polijstpasta.
	Mondreiniging.
Interdentaal reinigen van polijstresten.	A: tandzijde.
Beoordelen reiniging en traceren risicoplaatsen voor cariës.	A: meerfunctiespuit.
Aanbrengen beschermende lak.	A: Wattenrol(len) in pincet en speekselzuiger. A: C40 of Duraphat in carpulespuit. Drogen gedurende voorgeschreven tijd.
	Verwijderen wattenrollen en zuiger.
	Mondreiniging.
	Behandelstoel in uitstapstand brengen.

Bijzonderheden
- Bij het instrumenteren tijdens de nazorg is het de bedoeling om de kolonisatie van de microflora op het worteloppervlak te verstoren. Er hoeft als het goed is geen tandsteen meer te worden verwijderd, zoals bij de initiële therapie. De instrumenten hoeven voor de nazorgfase dan ook niet extra scherp te zijn.
- Vervolgafspraak maken voor over 3 maanden.

4.5.5 PROTOCOL 5: KUNSTHARS SEALANT (MET BESLIJPEN)

Bij pas doorgebroken (pre)molaren die vanwege een hoog cariësrisico gevaar lopen op het ontwikkelen van een occlusale caviteit, wordt preventief een verzegeling (sealant) aangebracht.
Bij oudere elementen die ontkalkte fissuren vertonen en zich in een cariësactieve mond bevinden, kan na licht beslijpen van de ontkalking eveneens een sealant worden aangebracht.

Instrumententray
- basisset;
- polijsthoekstuk met polijstborsteltje gemonteerd;
- snelloophoekstuk met spits diamantboortje;
- ronde diamant fineerboor voor snelloop;
- portie puimsteen of andere vet- en fluoridevrije polijstpasta;
- kleine wattenrollen en parotiswattenrollen;
- krulspeekselzuiger;
- disposable minikwastje in kunststof heft;
- articulatiepincet met articulatiepapiertje in situ.

Werkblad
- etsmateriaal;
- sealant;
- uithardingslamp;
- oranje beschermschild.

Behandelaar	Assistente
Oriëntatie in de mond.	A: mondspiegel en pocketsonde.
Polijsten occlusale vlakken van te sealen elementen.	A: polijsthoekstuk. Bijhouden puimsteen in dappenglaasje.
Mondreiniging en inspectie fissuren.	A: meerfunctiespuit.
Beslijpen ontkalkte fissuren.	A: snelloop met spitse diamant. Afzuigen met nevelafzuiger op 1 cm afstand.
Inspectie occlusale vlakken.	A: meerfunctiespuit.
Relatief droogleggen.	A: wattenrollen in pincet, parotisrollen en eventueel krulspeekselzuiger.

Behandelaar	Assistente
Etsen occlusale vlak gedurende 15 seconden.	A: ets.
Spoelen gedurende 10 seconden en drogen gedurende 10 seconden.	A: meerfunctiespuit. Afzuigen met nevelafzuiger.
Eventueel: wattenrollen vervangen.	Eventueel: A: nieuwe wattenrollen in pincet, of: assistente verwisselt de wattenrollen in de mond.
Aanbrengen sealant.	A: sealant op applicator(kwastje).
Luchtbellen verwijderen uit sealant.	A: sonde. Pakken lichtbron en beschermschild.
Uitharden sealant.	A: uithardingslamp.
Wattenrollen verwijderen.	A: pincet. T: pincet met gebruikte wattenrollen.
Inspectie randaansluiting sealant.	A: sonde.
Hoogte controleren.	A: articulatiepincet.
Indien te hoog: hoogte corrigeren.	A: snelloop met ronde diamantfineer. Afzuigen nevelafzuiger.
	Zonodig laatste 2 stappen herhalen.
Verwijderen buitenste (onverharde) laag sealant i.v.m. vieze smaak.	A: polijsthoekstuk met polijstpasta. Afzuigen nevelafzuiger.
	Mondreiniging.
	Behandelstoel in uitstapstand brengen.

Bijzonderheden

- Spreek kinderen aan op een manier die bij hun leeftijd past.
- Leg alles van tevoren uit.
- Laat de materialen zien en voelen.
- Procedure voor glasionomeer-sealant.[19]

19 Zie Standby Praktijkreeks: *Zelfstandige (be)handelingen*. Deel 1: paragraaf 4.3 en 4.4.

4.5.6 PROTOCOL 6: COMPOSIETRESTAURATIE
(COMPOMEERRESTAURATIE)

Deze behandeling bestaat uit het vervangen van carieus tandweefsel of gefractureerd tandmateriaal door tandkleurig vulmateriaal. Het materiaal stelt weinig eisen aan de preparatievorm. Alleen cariësweefsel verwijderen volstaat, zonder verder tandweefsel te hoeven opofferen voor eisen aan de vormgeving. Dit heet *minimaal invasief prepareren*.

Instrumententray
- carpulespuit compleet;
- basisset;
- snelloophoekstuk;
- langzaamdraaiend hoekstuk;
- borensetjes: composietrestauratie en composiet afwerksetje;
- polijstschijfjes voor pop-on mandrel;
- excavator 129-130 en 153-154;
- scaler 11A-12A;
- matrixbandje en wiggen voor geplande verrichting;
- articulatiepincet met articulatiepapier;
- wattenrollen en speekselzuiger.

Werkblad
- cariësindicator in dappenglaasje;
- ets, primer, bonding voor composiet;
- microbrushes;
- lichtdicht (of oranje) doosje voor klaarmaken bonding;
- composietpistool met compules;
- kleurenring;
- uithardingslamp;
- oranje beschermschild;
- flosdraad.

Behandelaar	Assistente
Oriëntatie in de mond.	A: mondspiegel en pocketsonde.
	T: sonde. A: met twee handen carpulespuit aanreiken, beschermdop tijdens het overdragen afnemen en wegleggen op instrumententray.
Anesthesie toedienen.	T: carpulespuit: terugleggen op instrumententray volgens methode handsfree recappen.
	Mondreiniging.
Kleurbepalen.	A: kleurenring. Operatielamp wegdraaien van werkterrein.
	Klaarleggen of klaarmaken juiste kleur composiet.
Fase 1: schoonmaken	
Preparatie openen.	A: snelloophoekstuk met rechte diamantboor. Afzuigen met nevelzuiger op 1 cm afstand.
(Plaatsen cofferdam.)	(A: cofferdam compleet met klem en frame. A: flos of wedjets.)
Excaveren.	A: excavator of langzaamdraaiend hoekstuk met ronde boor.
Manuele en visuele inspectie hardheid van het dentine.	A: sonde.
10 seconden inwerktijd.	A: cariësdetector op microbrush. Spoelen preparatie.
Visuele inspectie glazuur-dentinegrens op achtergebleven cariës.	A: sonde.
Fase 2: voorbereiding op de restauratie	
	A: snelloop met bevelboortje.
Bevel aanbrengen.	
Aanbrengen matrix en wig.	A: matrixbandje/-stripje en wig in pincet.
Aanbrengen ets: 15 seconden inwerktijd.	A: etsgel in spuitje (of op microbrush: bakje met voorraad bij de mond aanbieden).
Krachtig spoelen gedurende 10 seconden, daarna droogblazen.	A: meerfunctiespuit.
Aanbrengen primer.	A: primer op microbrush: bakje met voorraad bij de mond aanbieden.
Droogblazen primer.	A: meerfunctiespuit. Intussen bonding doseren en mengen.
Aanbrengen bonding.	A: bonding op microbrush.

Behandelaar	Assistente
Dun uitblazen bonding.	A: meerfunctiespuit. Pakken lichtbron en beschermschild.
	T: meerfunctiespuit. Uitharden bonding en lichtbron wegleggen.
Fase 3: vullen	
Vullen preparatie 1^e portie. Modelleren composiet.	A: composietpistool, daarna Ash 49. Pakken lichtbron en beschermschild.
	Uitharden 1^e portie composiet.
Vullen preparatie 2^e portie, enz.	A: composietpistool, afwisselend met Ash 49.
	Uitharden 2^e portie en wegleggen lichtbron, enz.
Fase 4: afwerken van de restauratie	
	Monteren afwerkboortjes en/of polijstschijfjes.
Verwijderen bandje, wigjes en wattenrollen (cofferdam).	A: pincet. T: matrixbandje, wigjes, wattenrollen, speekselzuiger. (A: cofferdamklemtang.)
	Mondreiniging. (Controle cofferdam op achtergebleven restjes.)
Verwijderen overmaat composiet langs randen van de box.	A: scaler 11A-12A.
Afwerken restauratie.	A: snelloop met diamantfineer. Afzuigen met nevelafzuiger.
Polijsten op hoogglans.	A: langzaamdraaiend hoekstuk met polijstschijfjes. Van donker naar licht = van grof naar fijn.
Hoogte controleren.	A: articulatiepapier.
Contactpunt controleren.	A: flosdraad.
	Mondreiniging.
	Behandelstoel in uitstapstand brengen.

Bijzonderheden

De procedure betreffende ets, primer en bonding is strikt gebonden aan het materiaal dat gebruikt wordt! Let op de juiste procedure en correcte belichtingstijden.

4.5.7 PROTOCOL 7: AMALGAAMRESTAURATIE

Een amalgaamrestauratie bestaat uit het vervangen van carieus tandweefsel of gefractureerd tandmateriaal door amalgaam. Het materiaal stelt hoge eisen aan de preparatie: vlakke bodem, rechte preparatiewanden (gebruik glazuurmessen noodzakelijk), niet al te klein in verband met kans op materiaal breuk, niet te groot in verband met gebrek aan steun voor het materiaal, geen ondermijnd glazuur.

Instrumententray
- basisset;
- glazuurmessen 15-80-8-12 en 15-95-8-12;
- scaler 11A-12A;
- excavator 129-130 en 153-154;
- amalgaamstopper;
- afwerkinstrument discoïd cleoïd;
- matrixbandje en wiggen voor geplande verrichting;
- articulatiepincet met articulatiepapier;
- borensetje: amalgaamrestauratie;
- wattenrollen en speekselzuiger.

Werkblad
- cariësindicator in dappenglaasje;
- microbrush;
- amalgaampick-up;
- amalgaampistool;
- amalgaamcapsules;
- amalgaamschudder.

Behandelaar	Assistente
Oriëntatie in de mond.	A: mondspiegel en pocketsonde.
Fase 1: schoonmaken	
Prepareren.	A: snelloophoekstuk met rechte diamant.
Excaveren.	A: excavator of excaveerboor in groen hoekstuk.
Fase 2: voorbereiding op de restauratie	
Afwerken preparatie met glazuurmessen.	Mesiale box: 15-80-8-12. Distale box: 15-95-8-12.

Behandelaar	Assistente
Aanbrengen matrix en wiggen.	A: matrixbandje en wiggen in pincet.
Relatief droogleggen.	A: wattenrollen in pincet. A: speekselzuiger.
Fase 3: vullen	
	Amalgaamcapsule schudden, direct hersluiten na gebruik. Krachtig vullen amalgaampistool uit pick-up.
Amalgaam aanbrengen in kleine porties. Condenseren amalgaam na elke portie.	A: amalgaampistool, afwisselend met amalgaamstopper; of de assistente vult de preparatie, terwijl de behandelaar continu de stopper hanteert.
Fase 4: afwerken van de restauratie	
Verwijderen matrixband en wiggen.	A: pincet. T: matrixbandje en wiggen, wattenrollen en speekselzuiger.
Afwerken overmaat box.	A: scaler 11A-12A. Nevelafzuiger nabij voor wegzuigen restanten amalgaam.
Afwerken occlusaal patroon.	A: discoïd cleoïd afwerkinstrument.
Controle occlusie en articulatie.	A: articulatiepapier.
Controle contactpunt.	A: stukje tandzijde.
	Mondreiniging.

Bijzonderheden

Mechanisch condenseren met behulp van de speed-o-matic geeft een beter resultaat en kan langer worden volgehouden dan wanneer veelvuldig met de hand wordt gecondenseerd.

4.5.8 PROTOCOL 8: GLASIONOMEERRESTAURATIE (CHEMISCH UITHARDEND)/ART

Een glasionomeerrestauratie bestaat uit het vervangen van carieus tandweefsel of gefractureerd tandmateriaal door tandkleurig vulmateriaal. Het materiaal stelt geen bijzondere eisen aan de preparatie: er wordt geen bevel aangebracht (zoals bij composiet) en de preparatiebodem hoeft niet vlak te zijn (zoals voor amalgaam) en er mogen lichte ondersnijdingen aanwezig zijn.

Bij het ART-concept (Atraumatic Restorative Treatment) wordt alleen met handinstrumenten gewerkt. De caviteit wordt schoongemaakt en daarna gevuld met GIC. Deze behandeling is geschikt om te worden gebruikt bij jonge kinderen en bij hulp in ontwikkelingslanden.

Instrumententray
- basisset;
- excavator 129-130 en 153-154;
- amalgaamstopper;
- scaler 11A-12A;
- matrixbandje en wiggen voor geplande verrichting;
- articulatiepincet met articulatiepapier;
- borensetje: amalgaamrestauratie;
- wattenrollen en speekselzuiger.

Werkblad
- conditioner glasionomeercement;
- glasionomeervarnish;
- microbrushes;
- kleurenring;
- klokje;
- glasionomeercement: poeder/vloeistof;
- spatel;
- glasplaatje of mengblok;

Of:
- glasionomeercapsule;
- capsuleactivator;
- applicatietang;
- amalgaamschudder.

Behandelaar	Assistente
Oriëntatie in de mond.	A: mondspiegel en pocketsonde.
Fase 1: schoonmaken	
Prepareren.	A: snelloophoekstuk met rechte diamant. Afzuigen met nevelafzuiger op 1 cm afstand.
Excaveren.	A: excavator of langzaamdraaiend hoekstuk met ronde boor.
Manuele en visuele inspectie hardheid van het dentine.	A: sonde.
Aanbrengen cariësdetector. 10 seconden inwerktijd.	A: cariësdetector op microbrush.
Spoelen van de preparatie en visueel beoordelen.	Spoelen preparatie.
Fase 2: voorbereiding op de restauratie	
Aanbrengen matrix en wig.	A: matrixbandje/-stripje en wig in pincet.
Relatief droogleggen.	A: wattenrollen in pincet. A: speekselzuiger.
10 seconden inwerken.	A: conditioner op microbrush.
Uitspoelen gedurende enkele seconden.	Spoelen preparatie door assistente. Preparatie drogen met nevelzuiger; niet droogblazen!
	Activeren capsule. Schudden capsule.
Fase 3: vullen	
Vullen preparatie.	A: capsule in applicatietang (3 x doorklikken tot cement in het tipje zit).
Modelleren restauratie.	T: applicatietang. A: modelleer instrument.
	A: varnish op microbrush. Pakken lichtbron en beschermschild.
Coaten glasionomeer.	Coating uitharden en wegleggen lichtbron. Klokje aanzetten i.v.m. uithardingstijd. Monteren afwerkboortjes.
	Verwijderen wattenrollen na ongeveer 4 minuten met pincet.
Fase 4: afwerken van de restauratie Pas afwerken na minimaal 10 minuten.	
Afwerken restauratie.	A: snelloophoekstuk met afwerkboortjes, enz. Afzuigen met nevelzuiger op 1 cm afstand.
Hoogte controleren.	A: articulatiepapier in pincet. Zonodig vorige stap herhalen.

Behandelaar	Assistente
Coaten glasionomeer.	A: microbrush met coating. T: microbrush. Pakken lichtbron en beschermschild. Uitharden coating. Mondreiniging.

Bijzonderheden
Bij gebruik van lichtuithardend glasionomeercement kan direct aansluitend op het uitharden worden afgewerkt. Het LC-glasionomeercement wordt vervolgens met een coating afgedekt na het afwerken om de langetermijn uitharding vochtvrij te laten plaatsvinden.

4.5.9 PROTOCOL 9: STIFTOPBOUW VAN PLASTISCH MATERIAAL BIJ AVITAAL ELEMENT

De stiftopbouw van plastisch materiaal moet worden beschouwd als voorbereidende behandeling van een avitaal gebitselement waarop een kroon geïndiceerd is. De (stift)opbouw garandeert door de diepe verankering in het wortelkanaal voldoende retentie voor de opbouw en dus ook voor de daarop vervaardigde kroon.

Een plastische (stift)opbouw kan ook zelfstandig nog geruime tijd als semi-permanente restauratie functioneren; de bekroning is niet altijd direct aansluitend noodzakelijk.

Instrumententray
Standaard: zoals voor het plastisch materiaal van keuze.
Extra:
- Gates gliddendrill;
- wortelkanaalboren.

Werkblad
Standaard: zoals voor het plastisch materiaal van keuze.
Extra:
- paperpoints;
- wortelstiften (assortiment);
- bevestigingscement voor wortelstift: A: poeder/vloeistof met spatel en mengblok;
- B: capsule met bevestigingscement;
- capsule activator;
- amalgaamschudder;
- applicatietang.

Behandelaar	Assistente
Oriëntatie in de mond.	A: spiegel en garde.
Verwijderen oude restauratie.	A: snelloophoekstuk met rechte diamant.
Excaveren carieus tandweefsel en kanaalingang vrijleggen.	A: groen hoekstuk met (grote) ronde boor.
Verwijderen wortelkanaalcement/guttapercha tot op $\frac{1}{3}$ van de apex.	A: groen hoekstuk met Gates gliddendrill van groot naar klein.

Behandelaar	Assistente
Kanaalprepareren met standaardset wortelkanaalboren.	
Passen wortelstift; eventueel lengte aanpassen.	A: wortelstift die overeenkomt met de laatst gebruikte wortelkanaalboor.
Relatief droogleggen.	A: wattenrollen in pincet. A: speekselzuiger.
Wortelstift reinigen met alcohol en drogen.	
Aanbrengen matrix en wiggen.	
Drogen wortelkanaal en preparatie.	A: paperpoints.
Plaatsen wortelstift.	Cement mengen volgens voorschrift; dun aanbrengen op stift. A: stift met cement in pincet.
Pulpakamer vullen met plastisch vulmateriaal en direct aansluitend de rest van de preparatie.	A: composiet, amalgaam of opbouwmateriaal.
Restauratie afwerken.	A: snelloophoekstuk met diamantfineer.
Occlusie en articulatie controleren.	A: articulatiepapier. Mondreiniging.
Eventueel direct aansluitend kroonpreparatie uitvoeren.	

Bijzonderheden

Bij gebruik van wortelstiften kan de kostprijs van de gebruikte stift apart in rekening worden gebracht met de code Voo.

4.5.10 PROTOCOL 10: VOLLEDIGE PROTHESE FASE 1: BEGIN AFDRUK

Bij volledig tandeloze (edentate) kaken moet eerst worden onderzocht of de kaakwallen (nog) geschikt zijn voor het dragen van een gebitsprothese. Soms moet er eerst een chirurgische correctie plaatsvinden voordat de kaak een geschikte vorm heeft. Ook irritatieweefsel dat is ontstaan door een slecht passende prothese dient te worden verwijderd voordat met de prothesebehandeling kan worden gestart.

Instrumententray
- spiegel;
- passer voor maat afdruklepels;
- maatkaartje;
- prothesebakje.

Werkblad
- set afdruklepels voor onbetande kaak;
- alginaathechtlak;
- 2 mengnappen met afgepast alginaat;
- 2 waterbekertjes met afgepast water voor stug alginaat;
- alginaatspatel;
- plastic zakje voor verzenden afdrukken.

Behandelaar	Assistente
	Aannemen gebitsprothese en in prothesebakje leggen.
OK: linguale meting bij de '7ens'. BK: buccale meting ter plaatse van tuber maxillare.	A: passer.
Lepel kiezen.	A: maatkaartje.
Lepels passen in de mond.	A: gekozen lepels.
	T: gekozen lepels. Lepels voorbehandelen met hechtlak.
	Aanmaken stug alginaat. Vullen afdruklepel BK.

Behandelaar	Assistente
Afdruk BK.	A: gevulde afdruklepel BK.
	T: afdruk, afspoelen onder stromend water. Aanmaken stug alginaat. Vullen afdruklepel OK.
Afdruk OK.	A: gevulde afdruklepel OK.
	T: afdruk, afspoelen onder stromend water. Patiënt assisteren bij gezichtsreiniging.
Eventueel: besluit voor vervaardigen alginaatafdruk van de bestaande bovenprothese als voorbeeld voor de nieuwe gebitsprothese.	Alginaat klaarzetten – let op schone handen! – en water afpassen. Afdruklepel voor betande kaak uitzoeken. Alginaatafdruk maken.
	Afdrukken desinfecteren. Afdrukken verpakken voor verzending.
	Invullen orderbon buiten de behandelplek in verband met infectiepreventie: verzoek om individuele lepels.

Bijzonderheden
De behandelstoel blijft tijdens het afdrukken verticaal.

4.5.11 PROTOCOL 11: VOLLEDIGE PROTHESE FASE 2: INDIVIDUELE AFDRUK

Voor een optimale pasvorm van de prothese dient een nauwkeurige afdruk met dun vloeibaar materiaal te worden gemaakt. De vervaardigde individuele afdruklepels hebben reeds een zeer goede aansluiting, zodat slechts weinig afdrukmateriaal nodig zal zijn. Hoe dunner de laag afdrukmateriaal, des te kleiner is de kans op vervorming van de afdruk.

Instrumententray
- individuele lepels (gedesinfecteerd);
- grijze stents of Isofunctional;
- tissue/papieren handdoekje;
- schuifmaat;
- prothesebakje.

Werkblad
- gasbrander (met aansteker);
- techniekhandstuk met frees;
- servet of glasplaat om de behandelaar boven te laten werken;
- hechtlak;
- mengblok/mengbakje;
- afdrukmateriaal;
- activator;
- rechte flexibele spatel.

Bijzonderheden
De afdruklepels dienen spaarzaam gevuld te worden, waarbij wel het hele lepeloppervlak moet worden ingesmeerd. Hierdoor voorkom je dat er luchtbellen in de afdruk ontstaan.

Behandelaar	Assistente
	Aannemen gebitsprothese en in prothesebakje leggen.
Passen individuele afdruklepels.	A: afdruklepels.
Indien noodzakelijk: corrigeren randlengte afdruklepels.	A: techniekhandstuk met frees.
Opbouwen lepelranden met stents.	Ontsteken gasvlam.
	Opgebouwde lepel drogen met tissue en insmeren met hechtlak.
	Doven gasvlam. Eventueel: extra bescherming voor kleding patiënt aanbrengen.
	Aanmaken 1^e portie afdrukmateriaal. Lepel vullen BK.
Afdruk BK.	A: gevulde afdruklepel BK.
	T: afdruk. Aanmaken 2^e portie afdrukmateriaal. Lepel vullen OK.
Drogen onderkaak met tissue.	A: tissue.
Afdruk OK.	A: gevulde afdruklepel OK.
	T: afdruk. Patiënt assisteren bij gezichtsreiniging.
Bepalen hoogte van de incisiefpunten.	A: schuifmaat.
	Afdrukken desinfecteren. Afdrukken verpakken voor verzending.
	Invullen orderbon buiten de behandelplek in verband met infectiepreventie: verzoek om beetplaten met waswallen en vermeld de gewenste hoogte van de incisiefpunten.

4.5.12 PROTOCOL 12: VOLLEDIGE PROTHESE FASE 3: BEETHOOGTE BEPALEN

Om goed te functioneren moeten de tanden en kiezen van de onder- en bovenkaak niet te dichtbij of te ver van elkaar af worden geplaatst. Bij een te hoge beet staan de elementen te dicht op elkaar en 'tikken' de elementen tijdens het spreken op elkaar. Ook krijgt de patiënt een moe gevoel in de kaken. Een te lage beet zorgt ervoor dat de mond 'te ver dichtgaat', waardoor in de mondhoeken een diepe plooi kan ontstaan. Daardoor bestaat er een grote kans op een schimmelinfectie: cheilitis angularis. Ook kan het kaakgewricht problemen gaan geven bij een te lage beet.

Instrumententray
- beetplaten (gedesinfecteerd);
- kleefpoeder;
- wasmes;
- kleine ronde stickertjes met ingetekende +;
- schuifmaat;
- beetvork;
- kleurenring;
- vormenkaart;
- prothesebakje.

Werkblad
- gasbrander (met aansteker);
- wasmes;
- servet of glasplaat om de behandelaar boven te laten werken;
- rimvormer.

Behandelaar	Assistente
	Aannemen gebitsprothese en in prothesebakje leggen.
Bepalen richting en hoogte van het toekomstige occlusale vlak.	Beetplaten aan de binnenzijde met een dunne laag kleefpoeder bestrooien. A: beetplaat BK en beetvork.
Corrigeren waswal BK met rimvormer.	Gasvlam ontsteken.
Bepalen beethoogte.	A: stickertjes en schuifmaat.

Behandelaar	Assistente
Corrigeren waswal OK met wasmes.	A: beetplaat OK.
Bepalen kleur en vorm.	Noteren in journaal: vorm en kleur.
	T: beetplaten. Kleefpoeder met koud water uitspoelen. Beetplaten desinfecteren. Klaarmaken voor verzending.
	Invullen orderbon buiten de behandelplek in verband met infectiepreventie: verzoek om intraorale pijlpuntregistratieapparatuur en set bovenfrontelementen.

Bijzonderheden
Noteer op de orderbon of er kunststof elementen of porseleinen elementen gebruikt moeten worden.

4.5.13 PROTOCOL 13: VOLLEDIGE PROTHESE FASE 4: PIJLPUNTREGISTRATIE

Instrumententray
- beetplaten met registratieapparatuur (gedesinfecteerd);
- kleefpoeder;
- waskrijtje;
- kleine ronde stickertjes met ingetekende +;
- schuifmaat;
- Ash 6;
- beetregistratiemateriaal in afdrukspuit (Futar D Occlusion);
- setje bovenfrontelementen;
- prothesebakje.

Werkblad
- gasbrander (met aansteker);
- kleefwas;
- wasmes;
- rode Tenatex was;
- handspiegel.

Behandelaar	Assistente
	Aannemen gebitsprothese en in prothesebakje leggen.
Opstellen in was van bovenfrontelementen.	A: setje bovenfrontelementen. gasvlam ontsteken. Handspiegel aanreiken aan patiënt.
Controle positie beetplaten met registratieapparatuur.	A: beetplaten met kleefpoeder.
Oefenen onderkaakbewegingen met de patiënt voor registratieprocedure.	
Inkleuren registratietafeltje BK.	A: waskrijtje.
Beetregistratie door onderkaakbewegingen patiënt.	
Controle registratiefiguurtje op schrijftafeltje BK.	
	Gasvlam ontsteken.
Plaatsen rondelletje op schrijftafel.	A: kleefwas.

Behandelaar	Assistente
Controle in de mond of registratie klopt.	
Pasta aanbrengen tussen OK en BK. (Relatie OK en BK vastleggen in 3 dimensies.) Na uitharden de beetplaten met afdrukpasta als één geheel uitnemen.	A: afdrukspuit met siliconenpasta.
	Kleefpoeder met koud water uitspoelen. Beetplaten desinfecteren. Klaarmaken voor verzending.
	Invullen orderbon buiten de behandelplek in verband met infectiepreventie: verzoek om volledige opstelling in was.

Bijzonderheden

Tijdens deze zitting is vanwege het geringe aantal acties waarbij de assistente hulp kan bieden geen stoelassistentie vereist.

4.5.14 PROTOCOL 14: VOLLEDIGE PROTHESE FASE 5: PASSEN IN WAS

In deze fase vindt de 'final check' plaats door de behandelaar en de patiënt. Aan de hand van gevoel, spraak, uiterlijk en functie wordt bepaald of de prothese de juiste vorm heeft.

Instrumententray
- prothese in was (gedesinfecteerd);
- kleefpoeder;
- mondspiegel;
- articulatiepapier in pincet;
- beetvork;
- schuifmaat;
- handspiegel;
- prothesebakje.

Werkblad
- articulator waarin de opstelling is gedaan;
- gasbrander (met aansteker);
- wasmes;
- plaatje rode Tenatex was.

Behandelaar	Assistente
	Aannemen gebitsprothese en in prothesebakje leggen.
Controle esthetiek en beethoogte.	A: wasprothese met kleefpoeder. A: schuifmaat. Handspiegel aanreiken aan patiënt.
Controle occlusie en articulatie.	A: articulatiepapier.
Eventueel: kleine standscorrectie uitvoeren in was.	Ontsteken gasvlam.
Goedkeuring van de wasopstelling door de behandelaar en de patiënt.	T: wasprothese. Kleefpoeder met koud water uitspoelen. Wasprothese desinfecteren. Klaarmaken voor verzending. Invullen orderbon buiten de behandelplek in verband met infectiepreventie: verzoek om afwerken en persen.

Bijzonderheden
Let op dat bij het verzenden naar het laboratorium de gebitsprothese zich *niet* in de articulator bevindt. Dit in verband met mogelijke veranderingen in de opstelling bij schokken tijdens vervoer.

4.5.15 PROTOCOL 15: VOLLEDIGE PROTHESE FASE 6: PLAATSEN

Instrumententray
- volledige prothese (gedesinfecteerd);
- mondspiegel;
- articulatiepapier;
- schuifmaat;
- prothesebakje;
- handspiegel;
- prothesedoosje;
- folder *Uw kunstgebit, veel succes ermee*;
- zachte tandenborstel;
- protheseborstel.

Werkblad
- techniekhandstuk met frees;
- rubberschijfje.

Behandelaar	Assistente
	Aannemen gebitsprothese en in prothesebakje leggen.
Controle binnenzijde prothese op scherpe randen.	A: volledige prothese.
Eventueel: corrigeren met frees.	A: techniekhandstuk met frees.
Passen prothese in de mond.	
Eventueel: corrigeren randlengte.	A: techniekhandstuk met frees.
Afwerken prothese met rubberschijfje.	A: rubberschijfje.
	Oude prothese in prothesedoosje. Instructie over het onderhoud. Folder en borstels meegeven.

Bijzonderheden
Controle afspraak maken voor over drie weken.
Informeren over de gang van zaken betreffende de recall-termijn: elk jaar.

4.5.16 PROTOCOL 16: ONGECOMPLICEERDE EXTRACTIE

Er bestaan verschillende redenen voor het trekken van gebitselementen. In een aantal gevallen zal deze ingreep naar verwachting eenvoudig zijn:
- indien bij kinderen door ruimtegebrek in de kaak extractie noodzakelijk is;
- bij paropatiënten in het geval dat een gebitselement te veel aanhechtingsverlies heeft opgelopen;
- indien om strategische redenen in de planning van een (uitgebreid) behandelplan besloten wordt het element niet te behouden;
- als door desinteresse van de patiënt restaureren van een caviteit geen optie is.

Instrumententray
- carpulespuit compleet;
- spiegel en sonde;
- Ash 6;
- extractietang voor het desbetreffende element;
- steriele gaasjes.

Werkblad
- tissue;
- nierbekken;
- extra steriele gaasjes;
- smalle rechte hevel (verpakt);
- worteltang voor het desbetreffende gebied (verpakt);
- hechtsetje;
- verpakking hechtdraad.

Bijzonderheden
- Bij extracties kan de anesthesie niet apart in rekening worden gebracht.
- Goed onderhoud: smeren van de tangen en naaldvoerders.
- Bij gebruik van *hechtzijde* moet een vervolgafspraak worden gemaakt (na een week) om de hechtingen te verwijderen.
- Om postoperatieve zwelling te voorkomen kan voorafgaand aan de behandeling een pijnstiller worden toegediend met ontstekingsremmende werking.

– De assistente zorgt voor een volledig uitgeschreven (of uitgeprint) recept voor pijnstillers, dat ter ondertekening aan de behandelaar wordt voorgelegd.

Behandelaar	Assistente
Oriëntatie in de mond.	A: mondspiegel en sonde.
	T: sonde. A: met twee handen carpulespuit aanreiken; beschermdop tijdens het overdragen afnemen en wegleggen op instrumententray.
Anesthesie toedienen (figuur 4.1a en 4.1b).	
	T: carpulespuit terugleggen op instrumententray volgens methode handsfree recappen.
	Mondreiniging.
Na inwerktijd anesthesie:	
Controle anesthesie en losmaken bovenste deel van het ligament (figuur 4.1c).	A: Ash 6.
Bij een eindstandig gebitselement vooraf:	
'Loswrikken' gebitselement (figuur 4.1d).	A: rechte holle hevel.
Extractie (figuur 4.1e).	A: extractietang. Tissue in de hand nemen.
	T: extractietang (met daarin het getrokken gebitselement) bij het werkgedeelte vastpakken. De tissue omsluit het (bloederige) gebitselement.
	Tang met element en tissue in nierbekken deponeren.
Bij wortelbreuk:	
Verwijderen wortelrest.	A: luxator en gaasje. Afzuigen met kleine afzuiger ter plaatse van de extractiewond.
Blaasproef en snuitproef bij extractie in de P1-M2-regio in de bovenkaak (figuur 4.1f en 4.1g).	Noteren in journaal: Bl.sn. – (of +, maar dan volgt terstond verwijzing naar kaakchirurgie).
Eventueel:	
Hechten alveole.	A: naaldvoerder met daarin hechtnaald. Afknippen hechtdraad op 0,5 cm van de knoop.
Gaasjes als wondverband aanbrengen.	A: steriele gaasjes.
	Kort *mondeling* belangrijke informatie geven over de nazorg en te verwachten nabezwaren, bij voorkeur ondersteund door een heldere *schriftelijke* toelichting (figuur 4.1h). Notitie in journaal: mondelinge en schriftelijke instructie gegeven.

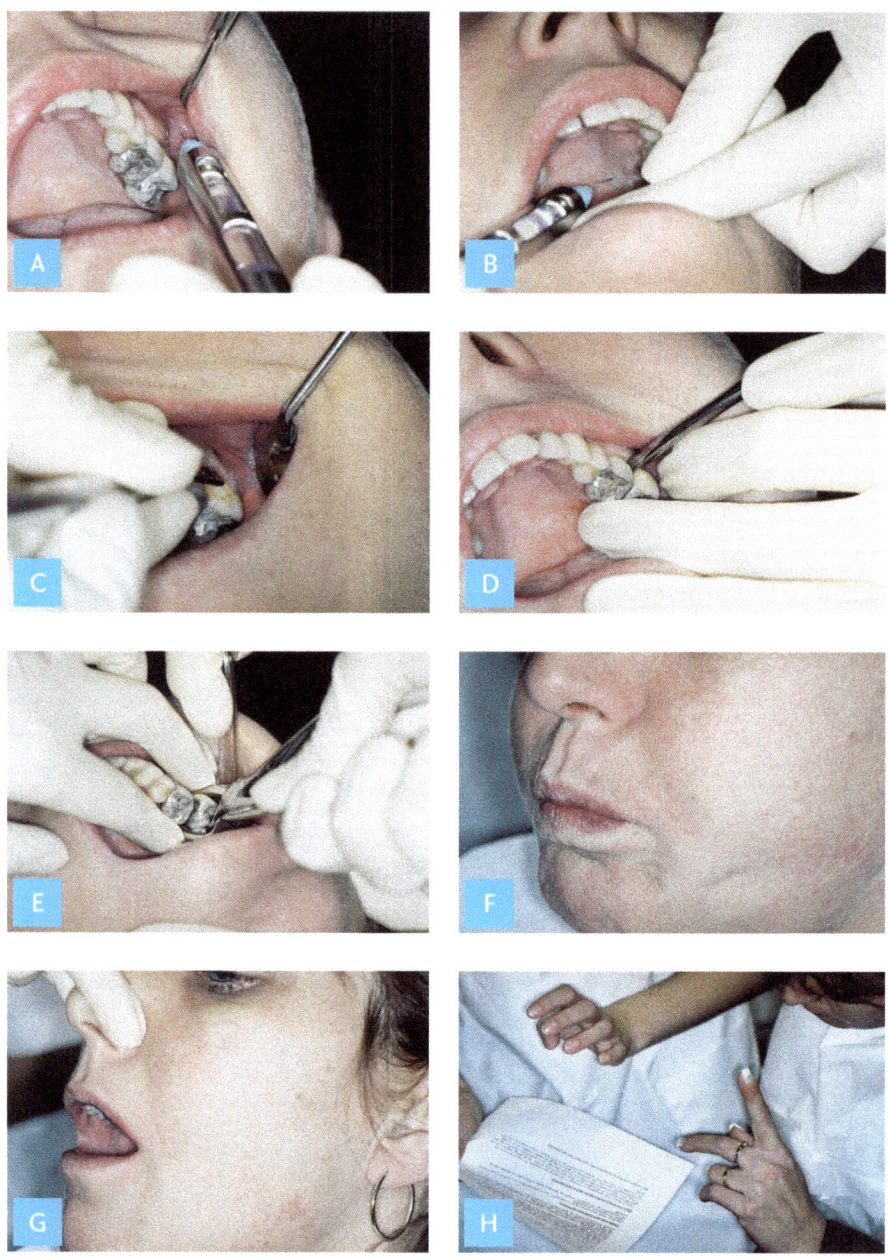

Figuur 4.1a Extractie 27: buccale anesthesie.
Figuur 4.1b Extractie 27: palatinale anesthesie.
Figuur 4.1c Met Ash 6: controle van de verdoving en loswerken van het ligament.
Figuur 4.1d Luxatie met hevel.
Figuur 4.1e Extractie.
Figuur 4.1f Blaasproef.
Figuur 4.1g Snuitproef.
Figuur 4.1h Instructie mondeling en schriftelijk.

4.5.17 PROTOCOL 17: ABCESINCISIE

Een voldoende 'gerijpt' abces bevat pus (figuur 4.2a). De pus moet worden verwijderd door middel van een snee (incisie) in het tandvlees (figuur 4.2b), gevolgd door het leegduwen van de abcesholte. Ten slotte wordt een drain ingehecht om gedurende minimaal een etmaal de afvloed van restanten pus en wondvocht mogelijk te maken (figuur 4.2c).

Instrumententray
- carpulespuit compleet;
- basisset;
- 1 kleine wattenrol;
- scalpelhouder met mesje;
- hechtsetje;
- atraumatische hechtnaald met vaste draad;
- stukje cofferdam: 1 cm x 3 cm;

Of:
- 10 cm jodoformtampon;
- tamponstopper;
- 2 steriele gaasjes.

Werkblad
- bolletje xylocaïnezalf in dappenglaasje.

Behandelaar	Assistente
Oriëntatie in de mond.	A: mondspiegel en sonde.
	T: sonde.
	A: met twee handen carpulespuit aanreiken, beschermdop tijdens het overdragen afnemen en wegleggen op instrumententray.
Anesthesie toedienen.	T: carpulespuit terugleggen op instrumententray volgens methode handsfree recappen.
	Mondreiniging.
Incideren abces.	A: scalpel.
	Afzuigen met kleine afzuiger op de plaats van het abces.

Behandelaar	Assistente
Leegduwen abces.	
	A: naaldvoerder compleet met ingehecht stukje cofferdam, vastgeknoopt in hechtdraad. Of: A: jodoformtampon, gewikkeld om tamponstopper.
Plaatsen drain (figuur 4.2c).	Afzuigen met kleine afzuiger.
Mucosa reinigen rond abces.	A: steriel gaasje.
	Instructie patiënt: Regelmatig masseren wondgebied om drainage te bevorderen.

Bijzonderheden
- Vervolgafspraak maken voor het verwijderen van de drain (na 24 uur).
- In samenhang met de abcesincisie dient tegelijkertijd de oorzaak van het abces te worden weggenomen. Dit kan betekenen dat in dezelfde zitting een endo wordt gestart aan het oorzakelijk gebitselement (zie protocol 18).

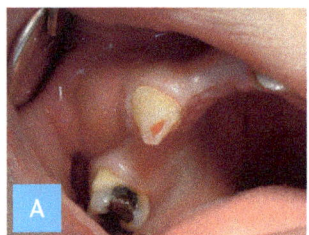 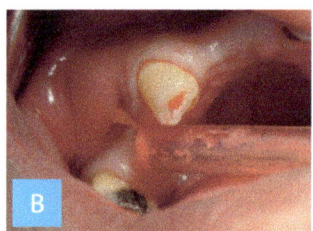 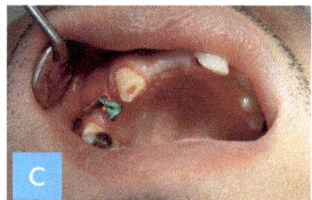

Figuur 4.2a *Submuceus abces ter plaatse van de '15'.*
Figuur 4.2b *Afvloed van pus na incisie.*
Figuur 4.2c *Ingehechte drain.*

4.5.18 PROTOCOL 18: ENDO FASE 1: OPENEN

Bij een irreversibele pulpitis of necrotische pulpa moet de pulpaholte geopend worden om (de resten van) het pulpaweefsel te verwijderen.

Instrumententray
- carpulespuit compleet;
- basisset met disposable mondspiegeltje (voor optimaal zicht);
- rechte sonde (endosonde);
- excavator 129-130;
- snelloophoekstuk;
- langzaamdraaiend hoekstuk;
- borensetje: endo openen;
- setje Gates gliddendrills;
- maatlatje;
- set handvijlen, dikte 08-10-15-20-25 of borensetje endo prepareren;
- paperpoints;
- lentulonaald;
- articulatiepincet met articulatiepapier.

Werkblad
- röntgenfoto met instelapparatuur voor begin foto;
- loodkraag;
- (endohoekstuk bij gebruik van borensetje endo prepareren);
- cofferdam met toebehoren;
- flosdraad;
- natriumhypochloriet (NaOCL) in bekertje;
- monojectspuit 20 ml met stompe naald;
- calciumhydroxidepreparaat;
- mengblokje;
- spatel;
- materiaal voor noodrestauratie;
- Ash 6;
- eventueel: lichtbron met beschermschild.

Behandelaar	Assistente
Oriëntatie in de mond.	A: mondspiegel en sonde.
	T: sonde.
	A: met twee handen carpulespuit aanreiken, beschermdop tijdens het overdragen afnemen en wegleggen op instrumententray.
Anesthesie toedienen.	T: carpulespuit terugleggen op instrumententray volgens methode handsfree recappen.
	Mondreiniging.
Begin foto.	A: röntgenfoto met instelapparatuur.
	Loodkraag aanreiken aan patiënt.
	Ontwikkelen/scannen röntgenfoto.
Openen restauratie of gebitselement.	A: snelloophoekstuk met lange rechte hardstalen boor of lange rechte diamant.
	Afzuigen nevelafzuiger op 1 cm afstand.
Absoluut droogleggen.	A: cofferdamklemtang met cofferdam en frame.
	A: tandzijde.
Openen pulpakamer.	A: langzaamdraaiend hoekstuk en ronde boor met lange schacht.
Verwijderen dak van de pulpakamer.	A: snelloophoekstuk met safe-end diamant.
	Afzuigen met nevelafzuiger *en* kleine afzuiger in verband met mogelijke lekkage langs cofferdam.
	Eventueel:
Verwijderen restant cariës.	A: *excavator.*
Zoeken kanaalingangen.	A: rechte sonde.
Wijder maken kanaalingangen.	A: langzaamdraaiend hoekstuk met Gates gliddendrill (van dun naar dik).
Irrigeren werkterrein.	A: NaOCL in spuit.
	Afzuigen met kleine afzuiger direct boven endodontische opening.
Toegankelijk maken wortelkanalen	A: dunne handvijlen op gevraagde lengte.
	Of:
	A: eerste boren uit set endo prepareren.
	Na gebruik van elke vijl:
Irrigeren werkterrein.	A: NaOCL in spuit.
	Afzuigen met kleine afzuiger direct boven endodontische opening.
Drogen wortelkanalen.	A: paperpoints.
Tijdelijk vullen wortelkanalen.	A: langzaamdraaiend hoekstuk met lentulonaald.
	Bijhouden: mengblokje met calciumhydroxidepreparaat.

Behandelaar	Assistente
Aanbrengen noodvulling	A: noodrestauratie op Ash 6.
	Eventueel: uitharden noodrestauratie met lichtbron.
Verwijderen cofferdam.	A: cofferdamklemtang.
	T: cofferdam, controle op volledigheid cofferdamlap.
Controle hoogte noodrestauratie.	A: articulatiepapier in pincet.
	Mondreiniging.

Bijzonderheden

Patiënt krijgt een vervolgafspraak voor het voltooien van de zenuwbehandeling. Dit heeft geen haast en kan doorgaans gerust enkele weken tot maanden vooruit worden geschoven.

4.5.19 PROTOCOL 19: ENDO FASE 2 EN 3: PREPAREREN EN AFSLUITEN

Bij deze behandeling is het in principe niet nodig om anesthesie te geven. De reden is dat de vaatzenuwstreng al tijdens Fase 1 is verwijderd.

Instrumententray
- basisset met disposable mondspiegeltje (voor optimaal zicht);
- rechte sonde (endosonde);
- ultrasoon tandsteenapparaat;
- maatlatje;
- vijlenstandaard;
- set handvijlen of ruimers, dikte 20-60 of borensetje endo prepareren;

Of:
- paperpoints;
- lentulonaald;
- heatcarrier;
- fingerspreader;
- articulatiepincet met articulatiepapier.

Werkblad
- röntgenfoto's met (endo-)instelapparatuur voor lengtefoto;
- loodkraag;

Of:
- elektronische lengtebepalingsapparatuur;
- (endohoekstuk bij gebruik van borensetje endo prepareren;)
- cofferdam met toebehoren;
- tandzijde;
- natriumhypochloriet (NaOCL) in bekertje;
- monojectspuit 20 ml met stompe naald;
- assortiment GP-points;
- wortelkanaalcement;
- mengblokje;
- spatel;
- gasbrander (met aansteker);
- materiaal voor noodrestauratie;
- Ash 6;
- eventueel: lichtbron met beschermschild.

Behandelaar	Assistente
Oriëntatie in de mond.	A: mondspiegel en sonde.
Absoluut droogleggen.	A: cofferdamklemtang compleet met cofferdam.
Verwijderen noodrestauratie.	A: ultrasoon tandsteenapparaat; Afzuigen met grote en kleine zuiger in verband met lekkage langs de cofferdam.
Uitspoelen Ca(CH)$_2$ en werkterrein overzichtelijk maken.	A: NaOCL. Afzuigen met kleine zuiger direct boven de endodontische opening.
Lengte wortelkanaal aftasten.	A: handvijl van de gevraagde lengte.
Lengtefoto maken.	A: röntgenfoto. Loodkraag aanreiken aan patiënt. Röntgenfoto ontwikkelen/scannen.
Beoordelen lengtefoto.	Vijlen instellen op gewenste werklengte en netjes op volgorde losjes in vijlenstandaard plaatsen.
Reinigen en vormgeven wortelkanalen.	A: vijlen in oplopende dikte aanreiken. Of: boren uit setje endo prepareren. *Na gebruik van elke vijl:*
Irrigeren werkterrein.	A: NaOCL in spuit. Afzuigen met kleine afzuiger direct boven endodontische opening.
Bepalen hoofdvijl.	
Drogen wortelkanalen.	A: paperpoints.
Passen hoofdstift.	A: GP-hoofdstift van gewenste lengte. Klaarmaken wortelkanaalcement.
Plaatsen hoofdstift.	A: hoofdstift in pincet met punt in wortelkanaalcement gedoopt.
Kanalen volledig opvullen met bijstiften.	Bijhouden: mengblokje met bijstiften los van elkaar, ieder met de punt in het cement. A: fingerspreader.
Afsmelten overmaat GP.	Ontsteken gasvlam. Verhitten heatcarrier. A: (gloeiend)hete heatcarrier. Afzuigen rookontwikkeling met grote zuiger. A: cofferdamklemtang. T: cofferdam, controle op volledigheid cofferdamlap.
Eindfoto.	A: röntgenfoto. Loodkraag aanreiken aan patiënt. Röntgenfoto ontwikkelen/scannen.
Aanbrengen van noodvulling.	A: Ash 6 met noodrestauratie. Of: starten met vervaardigen van opbouw of definitieve restauratie.

Bijzonderheden
- Patiënt hoeft niet te wachten tot de eindfoto ontwikkeld is.
- Maak een afspraak voor over minimaal een halfjaar voor een controlefoto van de endo en/of noteer in de patiëntenkaart wanneer de foto moet worden gemaakt.

4.5.20 PROTOCOL 20: KROON- EN BRUGWERK FASE 1 EN 2: PREPAREREN EN NOODVOORZIENING

Bij het prepareren wordt ervan uitgegaan dat al het voorbereidende werk in de vorm van (plastische) opbouwen reeds is verricht.
In dit voorbeeldprotocol wordt er geen anesthesie toegepast en wordt een individuele noodkroon vervaardigd.

Instrumententray
- basisset;
- partiële afdruklepel;
- snelloophoekstuk;
- borensetje: prepareren kroon- en brugwerk;
- retractiedraad (dun);
- schaartje;
- vaseline in dappenglaasje;
- wattenrollen;
- techniekhandstuk met frees;
- articulatiepapier in articulatiepincet;
- kroonafneemtang.

Werkblad
- portie afdrukputty;
- kunsthars;
- mengnap met heet water;
- tijdelijk cement;
- cementspatel;
- mengblokje.

Behandelaar	Assistente
Oriëntatie in de mond.	A: mondspiegel en sonde.
	Aanmaken afdrukputty.
Beginafdruk voor individuele noodrestauratie.	A: gevulde partiële afdruklepel.
	T: partiële afdruk: afspoelen onder stromend water.
Aanbrengen retractiedraad ter oriëntatie op de sulcusdiepte tijdens het prepareren.	A: dun retractiedraadje in pincet. A: Ash 6.

Behandelaar	Assistente
Omslijpen element.	A: snelloophoekstuk met lange cilindrische diamantboor. Afzuigen met nevelzuiger op 1 cm afstand.
Aanbrengen bevel.	A: chamferboortje of boortje als gevraagd. Afzuigen met nevelzuiger op 1 cm afstand.
	Op verzoek boren wisselen tot preparatie voltooid is. Mondreiniging.
Relatief droogleggen.	A: wattenrollen in pincet. A: speekselzuiger.
	Aanmaken kunsthars in dappenglaasje: wacht tot het lintvormig van de spatel druipt.
Separeren geprepareerd element.	A: vaseline op plukje wattenrol in pincet.
Herplaatsen afdruk voor vormgeving noodkroon.	Kleine hoeveelheid kunsthars aanbrengen in begin afdruk ter plaatse van geprepareerd element. A: gevulde afdruk.
Uitharden kunsthars.	
Afdruk uit de mond nemen en noodkroon uit de afdruk halen.	A: Ash 6. T: noodkroon: laten uitharden in heet water.
	A: pincet. T: wattenrollen, speekselzuiger, retractiedraadje.
	Mondreiniging.
Dun en glad afwerken kroonranden.	A: techniekhandstuk met frees.
Controle pasvorm noodkroon.	
Uitnemen noodkroon.	A: kroonafneemtang.
Eventueel gelijk doorgaan met fase 3: afdruk. Zo niet vervolgen met:	
	A: wattenrollen en speekselzuiger.
	Aanmaken tijdelijk bevestigingscement en in binnenzijde kroon dun aanbrengen. A: gevulde noodkroon in handpalm.
Plaatsen noodkroon: fixeren tijdens uitharden door bijten op wattenrol.	A: wattenrol.
Verwijderen cementresten.	A: sonde en flosdraad met knoop.
	Mondreiniging.

Bijzonderheden

Voor een brugpreparatie worden in dezelfde zitting meerdere gebitselementen tegelijkertijd geprepareerd.

Een noodbrug wordt altijd vervaardigd met behulp van een voorafdruk in een partiële afdruklepel. Hiervoor kan men twee methoden toepassen:

1 Met een propje gele was kan in de mond (of op het studiemodel indien dat aanwezig is) ter plaatse van de toekomstige dummy een provisorisch element gemodelleerd worden. De patiënt kan dichtbijten en articuleren op de zachte was, zodat het occlusale vlak van de toekomstige dummy reeds vorm krijgt. Na het uitnemen van de partiële afdruk kan de gele was worden verwijderd waardoor er ruimte ontstaat voor een kunstharsdummy.

2 Een partiële afdruk wordt na uitnemen met een scalpelmesje zodanig uitgesneden dat er een holte ontstaat ter plaatse van de toekomstige dummy. Nadeel hiervan is dat de pasvorm van de kunstharsdummy nog veel correctie behoeft om de occlusie en articulatie in orde te krijgen.

4.5.21 PROTOCOL 21: KROON- EN BRUGWERK FASE 3A EN 3B: AFDRUK MET ENKELE AFDRUKTECHNIEK (ÉÉNFASEAFDRUK) EN AFDRUK MET DUBBELE AFDRUKTECHNIEK (TWEEFASEAFDRUK)

Bij de éénfaseafdruktechniek wordt de preparatie omspoten met een dun vloeibaar afdrukmateriaal en gaat de afdruklepel met medium dik materiaal er direct overheen. Er wordt dus één totaalafdruk gemaakt. Bij de tweefaseafdruktechniek wordt eerst met stevige putty een voorafdruk gemaakt. Deze heeft de functie van een individuele afdruklepel wanneer in de tweede fase de preparatie met dun vloeibaar materiaal wordt opgespoten en de voorafdruk eroverheen geplaatst wordt.
Het eerste deel van dit protocol geldt zowel voor fase 3A als fase 3B. Er staat aangegeven vanaf waar de trajecten uiteen gaan lopen.

Instrumententray
- basisset;
- lepelpasser;
- maatkaartje;
- kroonafneemtang;
- retractiedraad nr. 1, 2, 3;
- kronenschaartje;
- kleurenring;
- wasbeet;
- articulatiepapier in articulatiepincet.

Werkblad
- portie alginaat in mengnap;
- maatbekertje met water;
- alginaatspatel;
- set (gesloten) afdruklepels voor betande kaak;
- lepeladhesief;
Fase 3A:
- afdrukspuit met vuldop;
- mediumbody afdrukmateriaal;
Fase 3B:
- portie putty;
- dun vloeibaar afdrukmateriaal;
- stukje plasticfolie;

Beide Fasen:
- mengblok voor afdrukmateriaal;
- flexibele spatel;
- mengnap met warmwater of warmwaterbad;
- tijdelijk cement;
- mengblokje voor tijdelijk cement;
- cementspatel;
- lepeladhesief;
- plastic zakjes;
- klokje.

Behandelaar	Assistente
Maatnemen afdruklepels. Maat uitzoeken met maatkaartje.	A: lepelpasser.
Passen afdruklepels.	A: gevraagde afdruklepels.
	Lepels afdrogen met tissue en inspuiten met lepeladhesief.
	Aanmaken alginaat voor tegenafdruk.
Tegenafdruk.	A: gevulde afdruklepel.
	T: afdruk afspoelen onder stromend water en wegleggen in plastic zakje.
Verwijderen noodkroon.	A: spiegel en kroonafneemtang.
Verwijderen cementresten van de preparatie (de 'stomp').	A: sonde.
	Reinigen binnenzijde noodkroon met excavator/ ultrasoon (figuur 4.3a).
	Wasbeet in warm water leggen.
Beetregistratie.	A: wasbeet. T: wasbeet en afkoelen onder koud stromend water.
Relatief droogleggen.	A: wattenrollen in pincet. A: speekselzuiger.
Vrijleggen preparatieranden.	A: retractiedraad in stukjes van 5 cm in pincet. A: Ash 6.
Fase 3A:	
Omspuiten kroonpreparatie.	Aanmaken grote portie afdrukmateriaal en: 1: vullen afdrukspuit met deel van het materiaal. A: gevulde afdrukspuit, en direct aansluitend met pincet retractiedraadjes weghalen uit de sulcus (eventueel speeksel met zuiger verwijderen).

Behandelaar	Assistente
Plaatsen totaalafdruk.	2: vullen afdruklepel met rest afdrukmateriaal. A: gevulde afdruklepel.
Uitharden afdruk.	Afdrukspuit direct *leegdrukken* en uit elkaar halen voordat het materiaal is uitgehard en klokje instellen.
Afdruk uitnemen en beoordelen.	Mondreiniging.
Fase 3B:	
	Aanmaken putty en vullen afdruklepel. Plastic folie in de afdruk leggen ter plaatse van de preparatie.
Eerste afdruk.	A: gevulde afdruklepel.
	T: afdruk en folie uit de afdruk nemen.
	Aanmaken dun vloeibaar afdrukmateriaal. Vullen afdruk ter plaatse van ruimte van de folie.
Precisieafdruk.	A: gevulde afdruklepel en klokje instellen.
Afdruk uitnemen en beoordelen.	
Vervolg gezamenlijk traject fase 3:	
Kleurbepalen.	A: kleurenring.
Relatief droogleggen.	A: wattenrol en speekselzuiger.
	Aanmaken tijdelijk bevestigingscement en in binnenzijde kroon dun aanbrengen.
Plaatsen noodkroon.	A: gevulde noodkroon in handpalm.
Fixeren tijdens uitharden door bijten op wattenrol.	A: wattenrol.
Verwijderen cementresten.	A: sonde en tandzijde met knoop.
	Mondreiniging.
	Afdrukken desinfecteren. Kroonafdruk en tegenafdruk apart verpakken voor verzending.
	Invullen orderbon buiten de behandelplek in verband met infectiepreventie: verzoek om vervaardigen kroon met vermelding type en materiaalsoort.

Bijzonderheden

Dit voorbeeldprotocol 3A (éénfasetechniek) kan ook worden toegepast bij gebruik van hydrocolloïd. Het afdrukmateriaal hoeft niet gemengd te worden, alleen maar op de juiste temperatuur te worden gebracht.

4.5.22 PROTOCOL 22: KROON- EN BRUGWERK FASE 4 EN 5: PASSEN EN PLAATSEN

In een aantal gevallen blijkt de vorm of kleur van de kroon niet helemaal te voldoen aan de verwachtingen. De kroon wordt dan na het passen en mogelijke aanpassingen eventueel teruggestuurd naar het tandtechnisch laboratorium om opnieuw opgebakken of geglazuurd te worden.

Instrumententray
- basisset;
- kroonafneemtang;
- kroon (gedesinfecteerd);
- articulatiepapier in articulatiepincet;
- techniekhandstuk;
- alpinesteentje;
- arkansassteentje;
- diamantpolijstrubber;
- bijthoutje;
- tandzijde;
- wattenrollen.

Werkblad
- definitief bevestigingscement; poedervloeistof;
- glasplaatje;
- cementspatel;

Of:
- capsule;
- capsuleactivator;
- applicatietang;
- klokje.

Behandelaar	Assistente
Verwijderen noodkroon.	A: spiegel en kroonafneemtang.
Verwijderen cementresten van de stomp.	T: noodkroon. A: sonde.
	Mondreiniging.

Behandelaar	Assistente
Passen kroon.	A: kroon op handpalm.
Controleren occlusie en articulatie.	A: articulatiepapier in articulatiepincet.
Controleren contactpunt.	A: tandzijde.
Correctie en polijsten.	A: techniekhandstuk met steentje en schijf.
	T: kroon. Binnenzijde schoonwassen met watje alcohol; droogblazen met meerfunctiespuit (figuur 4.3b).
Relatief droogleggen.	A: wattenrollen.
	A: speekselzuiger.
Drogen van de preparatie (figuur 4.3c).	A: meerfunctiespuit.
	Aanmaken bevestigingscement en binnenzijde kroon met overmaat vullen (figuur 4.3d).
Aanbrengen kroon (figuur 4.3e).	A: gevulde kroon in handpalm.
	A: bijthoutje.
Controle plaatsing en fixeren kroon tijdens uitharden (figuur 4.3f).	A: articulatiepapier en wattenrol. Klokje instellen voor uithardingstijd.
	Na uitharden:
Verwijderen overmaat cement uit de sulcus (figuur 4.3g).	A: spiegel en sonde.
Interdentale reiniging (figuur 4.3h).	A: tandzijde met knoopje.
	Mondreiniging.

Bijzonderheden

Bij uitgebreide constructies wordt soms in een aparte zitting de metalen onderstructuur van het kroon- en brugwerk gepast. Eventuele correcties zijn op dat moment gemakkelijker uit te voeren dan wanneer het werk helemaal is opgebakken met porselein.

Wanneer een definitieve kroon los is geraakt wordt eerst het oude cement uit de kroon verwijderd. Dit kan met behulp van een ultrasoon tandsteenapparaat. Houd dit boven een drinkbekertje om het vocht op te vangen.
Daarna wordt dezelfde procedure toegepast als bij het plaatsen van een nieuwe kroon.
Wanneer bij het passen een geringe onjuistheid aan de pasvorm van de kroon blijkt, kan ervoor gekozen worden om de kroon met tijdelijk cement te plaatsen. Zo kan de kroon zich 'zetten' door de geringe bewegingsmogelijkheid van het tijdelijk cement. In een vervolgzitting kan de kroon dan met definitief cement worden vastgezet.

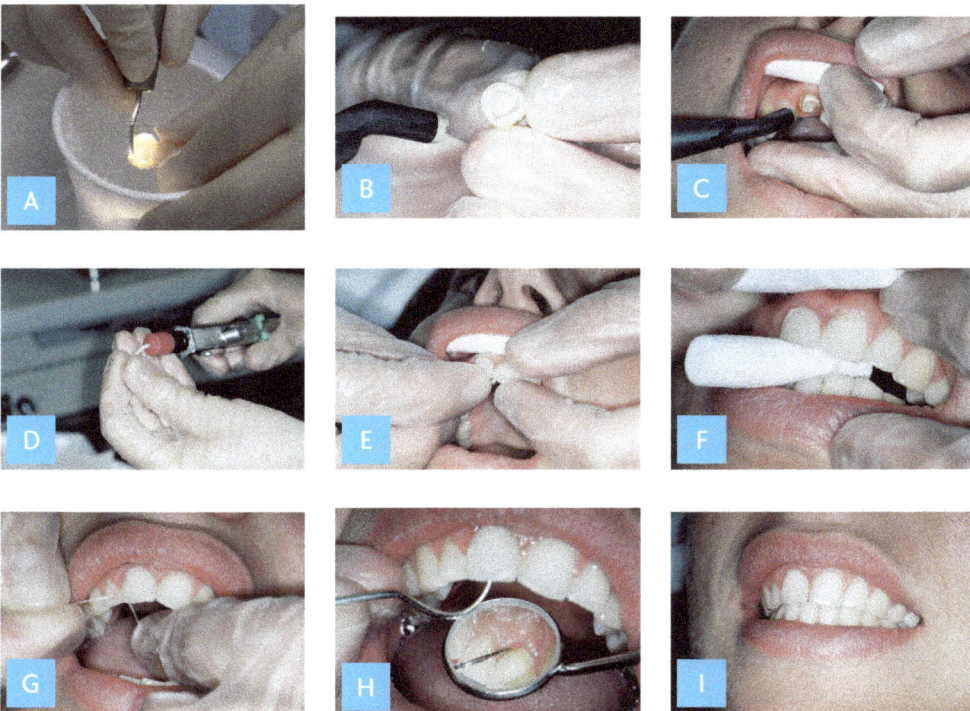

Figuur 4.3a Verwijderen cementresten uit (nood-)kroon.
Figuur 4.3b Reinigen met alcohol, spoelen en drogen.
Figuur 4.3c Droogleggen stomp van het gebitselement.
Figuur 4.3d Aanmaken cement en vullen kroon.
Figuur 4.3e Plaatsen kroon met lichte druk.
Figuur 4.3f Uitharden cement onder druk van wattenrol.
Figuur 4.3g Verwijderen overtollig cement interdentaal.
Figuur 4.3h Verwijderen overtollig cement uit de sulcus.
Figuur 4.3i Kroon na controle occlusie en articulatie.

4.5.23 PROTOCOL 23: CEMENTEREN ORTHODONTISCHE MOLAARBAND

Voor het dragen van een headgear (buitenboordbeugel) is intraorale verankering noodzakelijk. Dit wordt gerealiseerd in kleine buisjes aan de buccale zijde van metalen banden die om de 6-en in de bovenkaak worden geplaatst.

Instrumententray
- basisset;
- parotiswattenrollen;
- kleine wattenrollen;
- bandsetter;
- banddriver.

Werkblad
- bevestigingscement;
- cementspatel;
- glasplaatje;
- stukje schilderstape.

Behandelaar	Assistente
Oriëntatie in de mond.	A: mondspiegel en sonde.
Passen molaarbanden.	A: molaarband in handpalm met mondelinge vermelding om welke molaar het gaat.
	Bevestigen schilderstape aan occlusale zijde van de molaarband, met dubbelgeslagen uiteinde aan de buccale zijde (als 'handvatje' tijdens het vullen en aanbrengen van de band).
Relatief droogleggen.	A: parotiswattenrollen. A: speekselzuiger.
Aanbrengen molaarband.	Aanmaken cement. De band met Ash 6 ruim vullen met cement. A: gevulde molaarband met vermelding om welke molaar het gaat.

Behandelaar	Assistente
Precies plaatsen molaarband.	A: bandsetter.
	A: banddriver.
	T: wattenrollen en speekselzuiger.
	Herhalen vorige twee stappen tot alle banden geplaatst zijn.
Verwijderen overmaat bevestigingscement.	A: sonde.
	Afzuigen met kleine afzuiger.
	Mondreiniging.

Bijzonderheden

Doorgaans worden de banden aangeleverd door een tandtechnisch laboratorium. Ze zijn dan passend gemaakt op een gebitsmodel van de patiënt.

4.5.24 PROTOCOL 24: PIJNKLACHT ALGEMEEN

Voor allerlei soorten klachten kan de patiënt een consult aanvragen. Wanneer niet geheel duidelijk is wat de oorzaak is van de pijnklacht, kan het beste worden volstaan met het hierna aangegeven protocol. Wanneer het tijdens de intake daarentegen wel duidelijk is wat de oorzaak van de pijnklacht is, kan het klaargelegde instrumentarium daarop worden aangepast.[20]

Instrumententray
- spiegel;
- sonde;
- pocketsonde.

Werkblad
- röntgenfoto met instelapparatuur;
- koude test met wattenstaafje.

Behandelaar	Assistente
Verhaal van de patiënt beluisteren.	
Mondonderzoek.	A: spiegel en sonde.
Eventueel: Percussie toepassen. Röntgenfoto indiceren en (laten) maken. Koude test uitvoeren.	
Diagnose stellen.	Noteren bevindingen.
Definitieve behandeling starten. Of: 'EHBO' toepassen en vervolgafspraak maken (noodrestauratie aanbrengen, scherpe rand afronden).	

Bijzonderheden

De tariefcode C13 mag niet in rekening worden gebracht als er een andere declarabele verrichting is uitgevoerd, met uitzondering van röntgenonderzoek en anesthesie (X10 en A10).

---

20 Zie Standby Praktijkreeks: *Zelfstandige (be)handelingen*. Deel 3: Intake van pijnklachten.

4.5.25 PROTOCOL 25: BASIS STERIEL WERKEN

In dit voorbeeldprotocol wordt een basis aangegeven voor het inrichten van een sterielveld.

Steriele instrumententafel

Dit betreft de inhoud van compleet steriel instrumentenpakket.
- spiegel;
- sonde;
- pocketsonde;
- Ash 6;
- scalpelmesje;
- raspatorium;
- excavator;
- chirurgisch pincet;
- knabbeltang;
- naaldvoerder;
- gaascompressen;
- pulpschaaltje;
- hechtdraad met atraumatische naald;
- chirurgisch schaartje;
- wanghaak;
- waterspuit;
- waterbakje met steriele fysiologischzoutoplossing;
- doekklemmen.

Voor implantologie dient een aparte steriele kit met gespecialiseerd instrumentarium te worden toegevoegd aan deze standaardopsomming.

Werkblad

Het werkblad is niet steriel en bestaat grotendeels uit reservematerialen.
- sterielpakket met kleding en afdekmateriaal voor patiënt en unit.
  Er moet voldoende ruimte zijn om dit pakket te kunnen openen. Anders moet daarvoor een aparte voorziening worden getroffen in de vorm van een verrijdbare werktafel;
- steriele chirurgische handschoenen (minimaal elke maat 3 paar: 1 paar aantrekken, 2 paar reserve per persoon);

- anesthesiecarpules in bakje met alcohol;
- hechtmateriaal (enkele verpakkingen);
- steriele fysiologischzoutoplossing;
- eventueel steriel verpakte onderzoeksset en/of hechtset;
- mondspoeling 0,2% chloorhexidineoplossing om:
  - patiënt voorafgaand aan de operatie 2 minuten te laten spoelen;
  - de wangen en lippen van de patiënt af te vegen alvorens het gezicht af te dekken met steriele doeken.

Bijzonderheden

Voor implantologie dient een aparte kit met gespecialiseerd instrumentarium te worden toegevoegd aan deze standaardopsomming.

In de algemene praktijk kan verder gedacht worden aan het opstellen van protocollen voor de volgende behandelingen:
- intern bleken van avitale elementen;
- extern bleken;
- immediaatprothese;
- partiële plaatprothese;
- overkappingsprothese;
- frameprothese;
- volledige prothese op implantaten;
- reparatieprothese;
- reparatiekroon;
- autologe etsbrug;
- glasvezelversterkte etsbrug;
- implantologie;
- apexresectie;
- chirurgisch verwijderen M3;
- chirurgisch verwijderen wortelrest.

5 Ergonomie en (four-handed) assisteren

5.1 Inleiding

Door tijdens het werk aan de stoel gebruik te maken van ergonomische kennis zijn er goede vooruitzichten op een lange en gezonde loopbaan voor alle leden van het tandheelkundig team. In dit hoofdstuk wordt relevante informatie aangeboden die goed in de algemene praktijk is toe te passen. Hierdoor zullen de werkomstandigheden op relatief eenvoudige wijze geoptimaliseerd kunnen worden.

5.2 Basisprincipes van de ergonomie

Om in de praktijk doelgericht aan de slag te gaan met de ergonomische basisprincipes zal men zich eerst enige algemene theoretische kennis moeten eigen maken.

5.2.1 BELASTING EN BELASTBAARHEID

Ergonomie is nauw verbonden met het begrip economie en gaat ervan uit dat zo zuinig mogelijk wordt omgegaan met lichaamsenergie, draagkracht van het skelet, spierkracht en mentale vermogens. Vanuit dit economische gezichtspunt bezien kost arbeid een bepaalde hoeveelheid energie, ook wel belasting (van lichaam of geest) genoemd. Deze belasting dient zo laag mogelijk gehouden te worden: bij voorkeur niet hoger dan strikt noodzakelijk.

De hoeveelheid energie, kracht en geestelijk incasseringsvermogen die bij een persoon voorradig is, geldt als de bron waaruit een bepaalde portie energie kan worden geput. Hoe groter de energievoorraad is, des te meer er van die persoon gevraagd kan worden – anders gezegd: des te hoger de belasting kan worden. De hoeveelheid belasting die iemand kan verdragen, wordt omschreven als het begrip belastbaarheid.

In een evenwichtige toestand geldt dat de hoeveelheid energie die voor een bepaalde werksituatie wordt gevraagd, niet groter is dan de hoeveelheid energie die beschikbaar is. Om vermoeidheid zo veel mogelijk tegen te gaan, geldt als uitgangspunt dat de belasting bij voorkeur *lager* is dan de belastbaarheid.

Deze twee basisbegrippen spelen een belangrijke rol in de ergonomie en bepalen het streven naar het verlagen van de belasting door goede werkomstandigheden enerzijds en het verhogen van de belastbaarheid door een gezonde leefwijze anderzijds. Dit is van cruciaal belang bij het streven naar een evenwichtige werksituatie, waardoor een langdurige, vreugdevolle beroepsuitoefening in goede gezondheid mogelijk wordt.

5.2.2 FYSIOLOGISCHE BELASTBAARHEID

Binnen de ergonomie geldt dat gewerkt wordt binnen de grenzen van de normale belastbaarheid van het lichaam, ook wel fysiologische belastbaarheid genoemd. Dit begrip kan worden toegepast op alle terreinen van de werksituatie en behelst naast beweging en krachtsinspanning bijvoorbeeld ook het geluidsniveau op de werkplek of de hoeveelheid licht die te groot maar ook te klein kan zijn. Concreet betekent dit dat men dient te streven naar omstandigheden waarbij geluidsoverlast wordt voorkomen, te donkere of juist te fel verlichte vertrekken worden vermeden en dat de tijdsdruk binnen de grenzen van het aanvaardbare blijft.

Ook op het gebied van de mentale inspanning moet er evenwicht zijn. De belasting en belastbaarheid houden in dit kader verband met motivatie, concentratie, werktempo en interesse in het werk. Wanneer iemand wat betreft deze mentale belastbaarheid zijn fysiologische grenzen nadert, vergroot dit de kans op het maken van fouten en het ontstaan van schade op de lange termijn, zoals overspannenheid en burn-out.

Met fysiologische belastbaarheid op het gebied van spierarbeid wordt uiteraard bedoeld dat overmatige belasting voorkomen dient te worden, maar ook dat men moet voorkomen dat er een tekort aan beweging is, ook wel bewegingsarmoede genoemd.

Er zijn tal van redenen voor het ontstaan van fysieke problemen. Bij (te) zware arbeid van de spieren of door te vaak dezelfde beweging te maken raken de spieren uitgeput. Bij te weinig lichaamsbeweging zal door het langdurig in een bepaalde houding zitten of staan de zogenaamde *spierpompwerking* van de spieren teniet worden gedaan: door het gebrek aan afwisseling tussen aanspanning en ontspanning van de spier wordt het bloedtransport in de spiervezels ernstig beperkt. Het afgewerkte bloed met afvalstoffen en weinig zuurstof wordt door gebrek aan aanspanning van de spier niet meer uit de vezels weggepompt ('geknepen') en er kan dus ook geen vers zuurstofrijk bloed worden aangezogen, zoals dat tijdens de daaropvolgende ontspanning van de spier plaats zou vinden. De spieren raken verstoken van vers zuurstofrijk bloed, hetgeen sneller tot vermoeidheid en overbelasting zal leiden. De klachten die hieruit voortvloeien worden beschreven als Klachten van Arm, Nek en Schouder, afgekort als KANS, voorheen vooral bekend als RSI.

Tijdens het werk moet daarom gestreefd worden naar evenwicht tussen statische en dynamische situaties: dus niet te lang achter elkaar in eenzelfde houding werken en veel bewegen tussendoor om door de natuurlijke functie van de spieren de zogenaamde spierpomp in werking te houden.

Wanneer bijvoorbeeld een tandartsassistente die gewend is aan het takenpakket van een 'allrounder', van functie verandert en four-handed stoelassistente wordt, zal daardoor de dynamiek en beweeglijkheid in haar werk aanzienlijk afnemen. Zij moet er dan voor waken dat four-handed dentistry niet al te statisch wordt. Dit kan door het verrichten van allerlei klusjes tussen de patiëntenbehandelingen door die de nodige lichaamsbeweging vergen.

5.2.3 OMVANG VAN FYSIEKE BELASTING

Om inzicht te kunnen krijgen in de omvang van de belasting van een bepaalde beweging, zijn alle bewegingen ondergebracht in een classificatiesysteem. Het systeem waarmee in de tandheelkundige ergonomie wordt gewerkt staat in tabel 5.1; het benoemt de (deel)bewegingen in oplopende volgorde van eenvoudig naar complex, oftewel van weinig belastend naar meer belastend. Alle typen bewegingen die erin zijn beschreven, kunnen tijdens het werken aan de stoel voorkomen.

Tabel 5.1 Classificatie bewegingen klasse I tot en met V.	
Klasse	**Beweging**
Klasse I	Alleen de vingers bewegen.
Klasse II	Vingers en pols bewegen.
Klasse III	Vingers, pols en onderarm bewegen.
Klasse IV	Gehele arm vanuit de schouder bewegen.
Klasse V	Gehele arm en de romp bewegen.

Het is dus de bedoeling om ernaar te streven de handelingen uit de dagelijkse praktijk uit te voeren met een zo laag mogelijke classificatie. Dit betekent evenwel niet dat je nooit onnodig mag bewegen. Sterker nog, vanwege de spierpompwerking is het juist aan te bevelen om regelmatig het hele lichaam 'onnodig' te laten bewegen: even kort vooroverbuigen om extra goed in de mond te kijken, tussen de behandelingen niet alleen even gaan staan bij het opruimen en schoonmaken, maar bij voorkeur ook een (klein) stukje lopen om de patiënt op te halen of om naar de sterilisatieruimte te gaan.

5.3 ERGONOMIE INTRODUCEREN IN DE PRAKTIJKVOERING

Helaas is het vaak zo dat er in een tandartspraktijk pas reële aandacht voor ergonomie ontstaat nadat een van de teamleden werkelijk geconfronteerd is met ongemak, pijn of zelfs kortere of langere perioden van arbeidsongeschiktheid. Wanneer er in de praktijk behoefte is aan het creëren van betere werkomstandigheden is het goed om te weten dat elke verandering, hoe gewenst ook, bijna altijd op weerstand zal stuiten. Alleen al het feit dat men ingesleten gewoonten niet gemakkelijk loslaat en dat het verandertraject hoe dan ook van *alle* betrokkenen energie zal vragen, maakt dat er niet altijd positief gereageerd wordt op voorstellen en nieuwe richtlijnen.

Vaak is het zo dat vanwege de gebruikte tandartsapparatuur, de administratievoering, het aantal patiënten en overige omstandigheden de praktijk niet zomaar is om te vormen tot een geheel nieuwe, ergonomisch verantwoorde werkplek. Het is dus meestal roeien met de riemen die je hebt. Daarbij moet op de voorgrond staan dat de (alle) betrokkenen inzicht krijgen in de ergonomie en daardoor gemotiveerd raken om oplossingen te zoeken voor gebleken knelpunten. In dit proces van zoeken naar verbeteringen moet aan de teamleden geleerd worden om eerst hun eigen mogelijkheden in kaart te brengen, afhankelijk van onder andere hun lichaamslengte, het mogelijke werktempo en de overige omstandigheden. Binnen die eigen grenzen kan dan geprobeerd worden om het gebruik van de (nu eenmaal) aanwezige apparatuur en het benutten van overige werkomstandigheden te optimaliseren.

Al deze aspecten kunnen door de teamleden worden uitgewerkt in een stappenplan. *Welke* aanpassingen in de praktijkvoering (en hoe dan precies) kunnen worden uitgevoerd is niet voorspelbaar. Het gaat er bij de invoering van een goede ergonomische werkwijze altijd om dat er gedacht wordt in 'de lijn' van de eerder beschreven ergonomische basisprincipes.

De eerste stappen in het proces op weg naar een ergonomisch verantwoorde werkwijze zijn (bijna) gratis en relatief eenvoudig uit te voeren.
- Het waarborgen van een goede algemene conditie door voldoende lichaamstraining en goede voeding.
- Het corrigeren en laten corrigeren (bijvoorbeeld door teamgenoten) van de lichaamshouding tijdens het werk aan de stoel.
- Het aanpassen van de bewegingen zodat er minder belasting optreedt.
- Het werktempo aanpassen en/of voldoende rustpauzes inlassen. Hieronder worden ook zogenaamde micropauzes verstaan van slechts enkele tientallen seconden.
- Voldoende ruimte inbouwen om tussendoor even kort te kunnen bewegen, zoals het lopen naar de wachtkamer of sterilisatieruimte.
- Het vereenvoudigen van de werkprocessen door het invoeren van protocollen (zie hoofdstuk 4).

5.4 Goede lichaamshouding bij zittend werken

Het uitgangspunt voor een goede zittende werkhouding is de zogenaamde *stabiele symmetrische zithouding*, rechtop. Deze houding heeft de volgende kenmerken (figuur 5.1):
1 Het lichaamsgewicht rust op de benige zitknobbels van het bekken.
2 Het werkterrein bevindt zich in het midden voor het lichaam.
3 Zo hoog mogelijke zitpositie met een hoek tussen onder- en bovenbenen van 110° of zonodig méér.
4 Iets naar voren getrokken borstbeen. Dit is een effectieve handeling voor het innemen van een gunstige houding:
   Als controle op de vraag of je een goede natuurlijke zithouding hebt aangenomen moet je het gevoel hebben 'alsof je hoofd vanaf je kruintje aan een touwtje aan het plafond hangt'.
5 Bekkenkanteling naar voren. Onder normale omstandigheden wordt deze positie ingenomen wanneer het zitgedeelte vlak is, zodat er een min of meer holle rug ontstaat zoals bij het staan, voorkom altijd een positie met een bolle rug (C-rug).
6 De schouders hangen ontspannen naar beneden en zijn niet naar voren getrokken. De schouders moeten recht boven de heupen zijn.
7 De bovenarmen langs het lichaam naar beneden laten hangen.
8 De onderarmen licht geheven: hoek van maximaal 15°.
9 Het hoofd maximaal 25° voorovergebogen; bij verder vooroverbuigen komt het hele gewicht van het hoofd (gemiddeld 5 kg) aan de

schouderspieren te 'hangen', hetgeen snel aanleiding zal geven tot overbelasting van de spiergroepen in de schoudergordel.
10 De benen in geringe spreidstand: een maximale hoek van 45°.
11 De voeten plat op de grond (dus niet op het onderstel van het stoeltje).
12 Richting van de voeten in het verlengde van de bovenbenen.

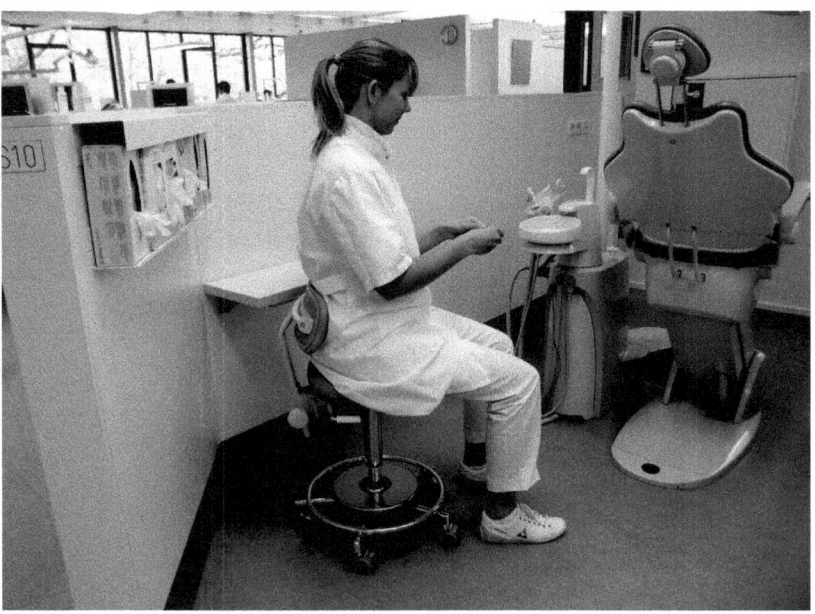

Figuur 5.1 Uitgangspositie zittend behandelen.

Zoals reeds eerder ter sprake is gekomen, moet altijd worden gestreefd naar een goede werking van de spierpomp. Bij een goede zithouding hoort daarom ook voldoende en bovendien afwisselende beweging:

Goed zitten betekent dus niet per se stil zitten!

Deze beweging verkrijg je door tussendoor de schouders even losjes rond te draaien, het hoofd kort heen en weer te draaien, met de tenen te wiebelen of de voeten van hak naar teen af te rollen en terug. Dit zijn allemaal microbewegingen die het lichaam ten goede komen. Hiervoor zijn slechts enkele seconden nodig in de vorm van micropauzes. Wanneer je tijdens het werk even naar voren wilt buigen, moet dat vanuit de heup gebeuren: de hele rug kantelt dan vanuit dit scharnierpunt onderaan de rug waardoor de rug recht blijft. Voorkom bij het vooroverbuigen altijd dat de rug wordt gebogen of dat de nek wordt opgestrekt om het hoofd naar voren te brengen.

5.4.1 EISEN GOEDE WERKSTOEL

Bij de beschrijving van de ideale zithouding werd reeds aangegeven dat het zitgedeelte van de stoel plat dient te zijn voor een goede bekkenstand. De rest van de zitting moet bij voorkeur aan de voorzijde naar beneden aflopen om de bovenbenen gelijkmatig te ondersteunen zonder dat de voorrand van de zitting de bloedvoorziening van de benen onder druk zet (afknelt). Het werkstoeltje met de naam Ghopec biedt maximaal individueel comfort door een traploze verandering van de hellingshoek van het voorste deel van de zitting bij een veranderende zithoogte voor.[21] Ook het RH activ Dental-stoeltje is zeer geschikt.[22]

Ergonomisch gezien is het gebruik van een zadelkruk af te raden, omdat een rugsteun ontbreekt (figuur 5.2). Bij vermoeidheid ontstaat dan gemakkelijk een gebogen rug, de zogenaamde 'C-rug'. Bovendien rust het lichaamsgewicht niet op de zitknobbels, maar te veel op de weke delen rond het perineum, waar veel bloedvaten en zenuwen lopen. Vooral voor heren kan dat ongunstig zijn in verband met het risico op urologische afwijkingen. Om dezelfde reden wordt ook voor dames dit type stoel afgeraden, hoewel het doorgaans als prettig wordt ervaren om erop te werken.

De stoeltjes voor behandelaars en assistentes moeten uiteraard in hoogte verstelbaar zijn. Wanneer een zitting niet hoog genoeg is kan die met een gasveer omhoog worden gebracht. Maar wat nu als een stoel niet laag genoeg is? Voor dat probleem hebben enkele fabrikanten stoeltjes in verschillende basishoogten op de markt gebracht (onder andere XO-care), waardoor alle teamleden een optimale zithouding kunnen aannemen.

Als de behandelaar te groot is voor de assistente kan de assistente overwegen staande te assisteren en die houding af te wisselen met 'zitten' op een stastoel of een gewone werkstoel wanneer dat wel even mogelijk is. In een goede staande positie kan de assistente makkelijk bewegen en zal ze de meest ongunstige houdingen makkelijk kunnen vermijden.

Bij het werken met verschillende behandelkamers waardoor de assistentes geen vaste werkplek hebben, kan een te groot lengteverschil

---

21 Zie www.jpg-ergonomics.com
22 Zie www.rhform.se

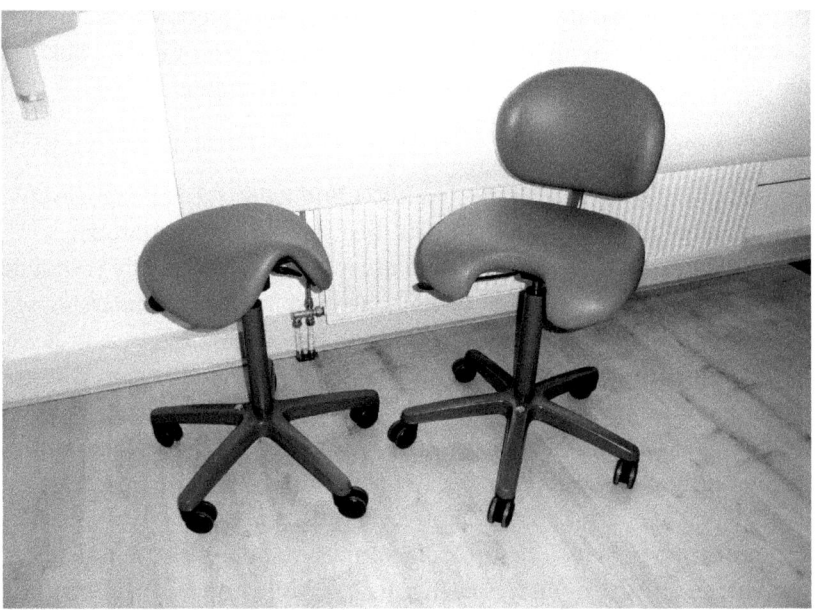

Figuur 5.2 Zadelstoeltje en traditioneel behandelaarsstoeltje.

tussen behandelaar en assistente resulteren in foutieve werkhoudingen, omdat dan niet alle teamleden op één en dezelfde stoel een juiste positie kunnen innemen. Dit zou als agendapunt op het medewerkersoverleg aan de orde gesteld kunnen worden en is waarschijnlijk in goed onderling overleg op te lossen.
Bij het eerder genoemde Ghopec-stoeltje is vanwege het mogelijke grote lengteverschil tussen behandelaar en assistente een tweede ring op de pootjes gemonteerd waarop de assistente de voeten kan laten rusten.

5.4.2 EISEN POSITIONERING VAN DE PATIËNT
De tandartsassistente heeft naast het inrichten van de behandelplek ook de taak om de patiënt in de behandelstoel te laten plaatsnemen en in de juiste positie te brengen ('room preparation' en 'patient positioning'). In beginsel is voorafgaand aan elke behandeling de stoel in horizontale positie gebracht en is de hoogte zodanig ingesteld dat de onderarmen van de behandelaar iets geheven zijn tijdens het werk. Wanneer een patiënt moeite heeft met plat achterover liggen kan getracht worden dat in kleine etappes toch voor elkaar te krijgen, tenzij de patiënt ook niet plat kan slapen. Uitzondering vormen ook patiën-

ten die om medische redenen niet plat mogen liggen, zoals hartpatiënten met opgezwollen enkels en benen.

Het wordt afgeraden om een losse hoofdsteun te gebruiken. Met een goed verstelbare vaste hoofdsteun (in feite 'neksteun') kan het hoofd voldoende ondersteund worden bij het in voor-achterwaartse richting draaien van het hoofd.

De assistente kan als geen ander de houding van de behandelaar gadeslaan en beoordelen en zou de behandelaar er dus tijdig op kunnen attenderen dat het tijd is om even een andere (betere) werkhouding aan te nemen. Hiertoe kan ze ook zelf het initiatief nemen door de positie van de patiënt aan te passen of te corrigeren. Daarbij moet ze zich realiseren dat het hoofd in drie richtingen kan bewegen: het kan van links naar rechts gedraaid worden en naar achteren (omhoog) en naar voren (kin op de borst), maar het hoofd kan ook zijwaarts bewegen met het gezicht blijvend omhoog gericht met het linkeroor naar de linkerschouder buigen of met het rechteroor naar de rechterschouder. Dit zijwaarts buigen heet lateroflexie.

Om het werkveld in de mond op de blikrichting van de behandelaar te oriënteren, loont het zeker de moeite om van al die bewegingsrichtingen gebruik te maken!

Bedenk ook dat je aan de patiënt kunt vragen of die in het geheel wat zijwaarts (naar rechts) kan opschuiven in de richting van de behandelaar als dat nodig mocht blijken. Zodra de werkhouding van de behandelaar te ver afwijkt van de ideale houding moet met indirect zicht gewerkt gaan worden.

5.5 Positie teamleden rond de behandelstoel

De behandelaar zal afhankelijk van het kwadrant waarin gewerkt gaat worden een positie kiezen rond het hoofd van de patiënt. Deze posities worden uitgedrukt in klokuren: hierbij ga je ervan uit dat 12 uur de kruin van de patiënt is wanneer die met het hoofd recht ligt en zich op de middellijn van de stoel bevindt. De uitgangspositie is doorgaans dat de behandelaar in de 11-uurpositie zit en dat de patiënt het hoofd iets naar de rechterschouder heeft gedraaid (lateroflexie).

Nadat de behandelaar een passende positie heeft gekozen moet de assistente haar positie innemen, zo veel mogelijk recht tegenover de behandelaar. Wanneer de behandelaar zich bijvoorbeeld in de 11-uurpositie bevindt neemt de assistente plaats in de 5-uurpositie. Omdat beide teamleden voor optimaal zicht op het werkterrein zo dicht mogelijk bij de patiënt moeten zitten, ontstaat er voor hun benen wat ruimtegebrek onder de behandelstoel. De benen van de behandelaar

en assistente kunnen dan op drie verschillende manieren ten opzichte van elkaar geplaatst worden:
- *Ritssluitingzit*: de bovenbenen van beide teamleden bevinden zich in spreidstand. Vervolgens wordt ieders rechter- of linkerbeen tussen de benen van het andere teamlid geschoven als bij een ritssluiting (figuur 5.3a).
- *Omdijingszit*: een van beiden heeft de benen gesloten naast elkaar, terwijl de andere de beide benen in een brede spreidzit daaromheen schuift (figuur 5.3b). Dit is een onstabiele houding voor degene die met de benen gesloten zit.
- *Parallelzit*: beiden hebben de benen gesloten tegen elkaar aan (= onstabiel). De benen worden in tegenovergestelde richting parallel langs elkaar gepositioneerd. Deze houding is voor de assistente erg belastend wanneer de behandelaar zich achter de patiënt bevindt. De assistente heeft de benen dan naast de behandelstoel ter hoogte van het hoofd van de patiënt en moet dus het lichaam zijwaarts draaien, omdat het werkterrein zich naast haar lichaam bevindt (figuur 5.3c). Deze parallelzit dient dus vermeden te worden!

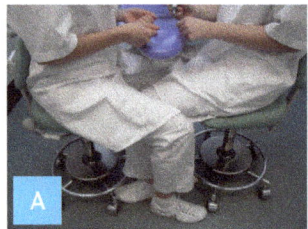 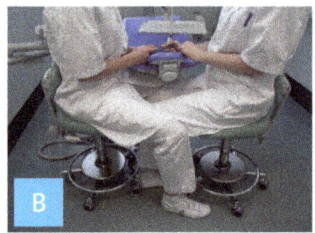 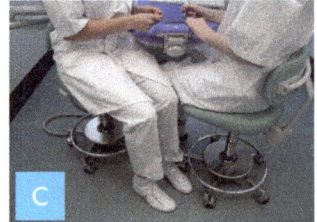

Figuur 5.3a Ritssluitingzit.
Figuur 5.3b Omdijingszit.
Figuur 5.3c Parallelzit.

Het is de bedoeling dat de teamleden bij voorkeur recht tegenover elkaar zitten. Afhankelijk van de werkpositie van de behandelaar, kiest de assistente de meest geschikte zitpositie. Als de behandelaar zich in de 8-11-uurpositie bevindt, kan de assistente zich daar tegenover dus in de 2-5-uurpositie opstellen.[23] De benen kunnen dan bij voorkeur in de ergonomisch gezien gunstige ritssluitingpositie gehouden worden. Om zo ver mogelijk te kunnen ritsen (inschuiven) heeft XO-care de zitting van de stoeltjes een speciale uitsparing gegeven (figuur 5.4).

23 Zie voor uitleg over de uurpositie figuur 6.1.

Wanneer de behandelaar in de 12- of 1-uurpositie zit kan de assistente tijdelijk gaan staan; soms zelfs aan de rechterzijde van de stoel.

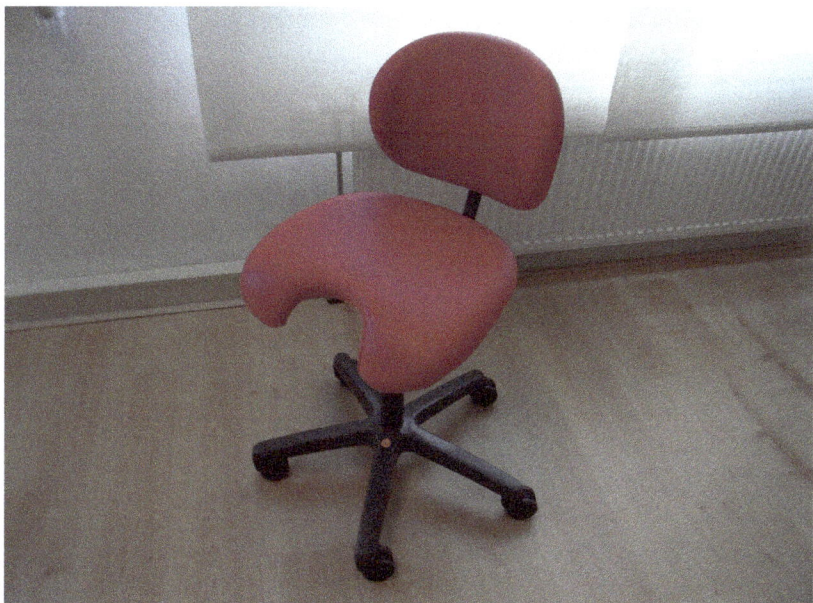

Figuur 5.4 *Aangepaste vorm voor ritssluitingzit.*

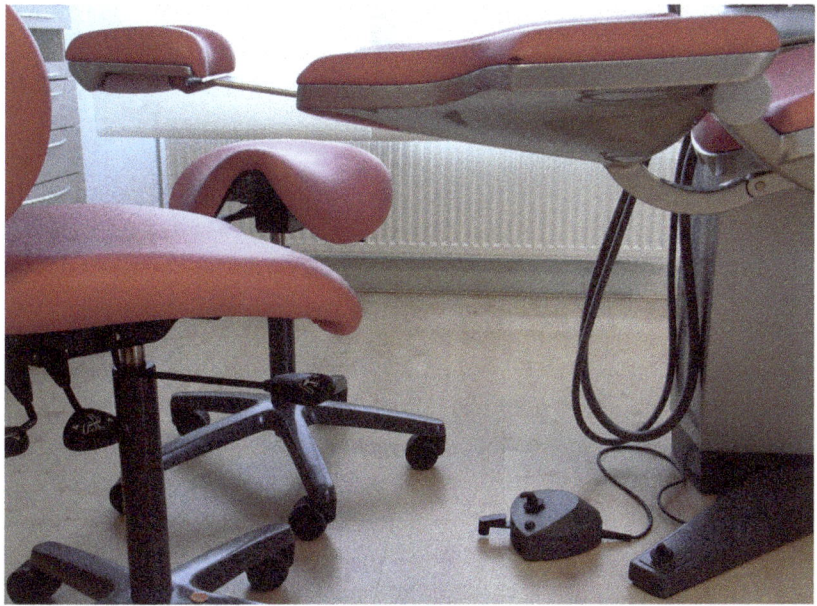

Figuur 5.5 *Beenruimte bij goed (dun) vormgegeven behandelstoel.*

5.6 Praktijkinrichting voor zittend assisteren

Hoewel bij het assisteren uiteraard altijd van een bestaande praktijkinrichting moet worden uitgegaan kan door de toelichting in deze paragraaf van een aantal praktijkonderdelen als de behandelunit, afzuigunit, operatielamp, behandelstoel en de positionering van de instrumententray en het werkblad wellicht een aanzet gegeven worden voor enkele kleinere of grotere veranderingen in de praktijkopzet. Daarbij dient te worden aangetekend dat ook de fabrikanten van tandheelkundige apparatuur nog veel meer aandacht zouden moeten schenken aan de eisen die de ergonomie stelt.

5.6.1 BEHANDELUNIT

Voor het instellen van de behandelunit dient weinig kracht vereist te zijn. Deze handeling komt zo vaak voor per dag dat soepel lopen van de apparatuur dringend gewenst is.

Een tandheelkundige unit voor werken met het four-handed dentistry concept moet bij voorkeur boven de patiënt gepositioneerd kunnen worden, opdat zowel de behandelaar als de assistente de apparatuur kan bedienen.

Bij een zogenaamde zweepunit, waarbij de apparatuur zich boven de patiënt bevindt, is het gewicht van de apparatuur in de hand verminderd ten opzichte van apparatuur die van een lager punt komt, bijvoorbeeld bij een losse cart-unit.

Bij gebruik van een zweepunit moet de afstand van de apparatuur tot de behandelaar ongeveer 30-40 cm bedragen, omdat de zweep anders te ver moet strekken waardoor er tractie op de apparatuur ontstaat (figuur 5.6).

5.6.2 AFZUIGUNIT

De positie van de afzuigunit dient zodanig te zijn dat de assistente zo min mogelijk moeite hoeft te doen om de zuigers te pakken en weg te zetten. De assistente zuigt doorgaans met de rechterhand af en daarom verdient het de voorkeur om de afzuiger van rechtsvoor te laten komen (van achter het hoofd van de patiënt). Wanneer de afzuiger zich links van de assistente bevindt, moet de houder zo ver mogelijk aan de voorzijde van de assistente worden opgesteld met behulp van een zwenkarm of beugel. Vervolgens moet zij de afzuiger met de sabelgreep pakken (figuur 5.7a t/m 5.7c). Zo kan zij zonder overpakken de afzuigpositie innemen. Om te grote zijwaartse tractie op de afzuigbuis te voorkomen kan de assistente de afzuigslang onder de oksel vastklemmen aan de zijde waar de afzuigunit zich bevindt.

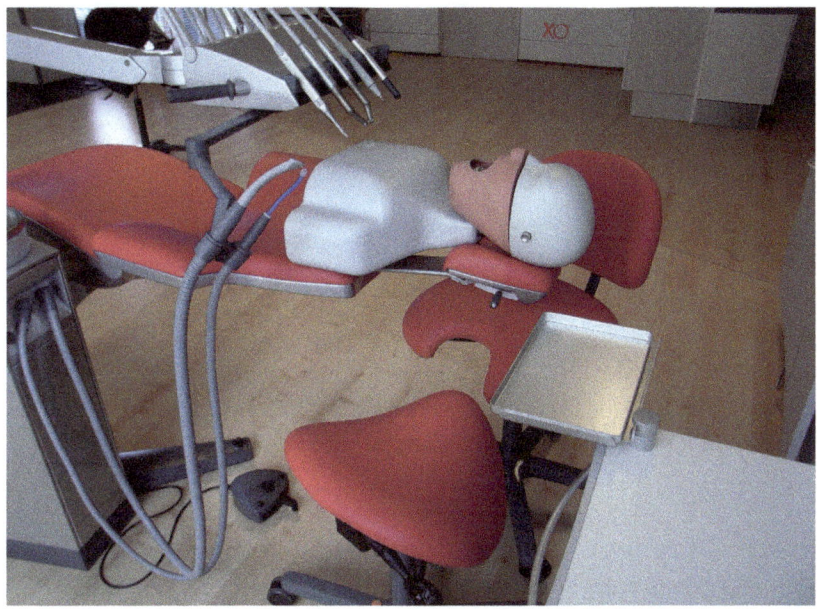

Figuur 5.6 *De afstand tussen behandelunit en behandelaar is ongeveer 30-40 cm.*

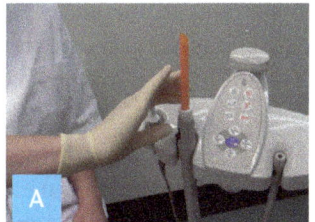 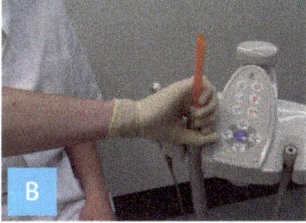 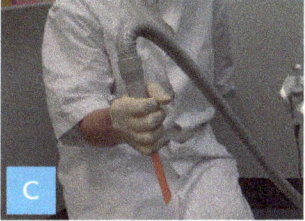

Figuur 5.7a *Handpositie voor sabelgreep.*
Figuur 5.7b *Vastpakken zuiger in sabelgreep.*
Figuur 5.7c *Afzuigpositie van de hand (slang bij voorkeur onder de linkeroksel klemmen).*

5.6.3 OPERATIELAMP

De operatielamp zou het werkterrein van achteraf moeten kunnen belichten, in de kijkrichting van de behandelaar. Daarmee wordt voorkomen dat schaduw in de mond valt bij het iets naar voren buigen van de teamleden. Bovendien is bij deze stand van de operatielamp het werken met indirect zicht effectiever, omdat het licht via de spiegel mooi op het werkterrein kaatst.

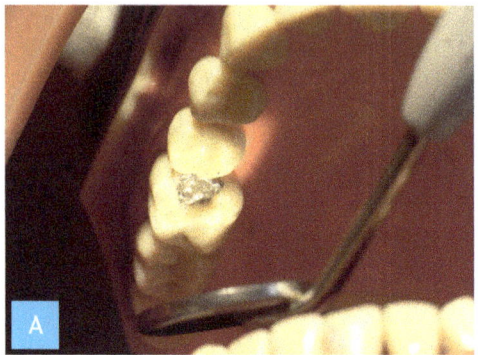 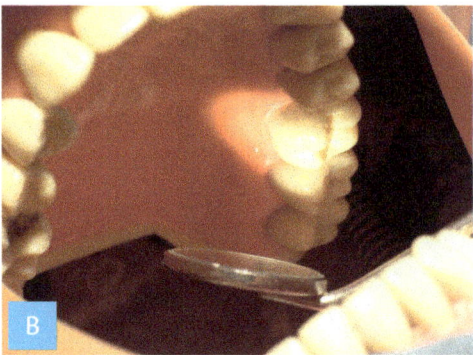

Figuur 5.8a *Indirecte verlichting werkterrein 1^e kwadrant.*
Figuur 5.8b *Indirecte verlichting werkterrein 2^e kwadrant.*

5.6.4 BEHANDELSTOEL

Om een goede werkhouding in te nemen verdient een behandelstoel met een kleine hoofdsteun de voorkeur boven stoel met een grote of brede hoofdsteun. De teamleden kunnen dan zo dicht mogelijk bij het werkterrein komen zonder het hoofd of het lichaam te ver naar voren te hoeven buigen.

Verder dient de behandelstoel te beschikken over een dunne platte rugleuning, waardoor er veel hoogte onder de rugleuning is. Hierdoor zullen de teamleden voldoende dicht bij de patiënt kunnen komen teneinde een ideale werkpositie in te nemen.

Verder dient de behandelstoel een kleine, of zelfs helemaal geen sokkel te hebben. Daardoor is er veel ruimte voor de voeten, benen en voetschakelaar. Bovendien moet er voldoende bewegingsvrijheid zijn voor de stoelpootjes van de overige teamleden. Bij het innemen van de juiste beenposities moeten de pootjes gemakkelijk opzij te manoeuvreren zijn (zie paragraaf 5.5).

5.6.5 POSITIE INSTRUMENTENTRAY

De instrumententray bevindt zich bij voorkeur naast het hoofd van de patiënt, ongeveer tussen de assistente en de behandelaar in (figuur 5.9).

5.6.6 POSITIE WERKBLAD

Het werkblad dient dusdanig gepositioneerd te zijn dat de werkvoorraad zonder al te veel strekken kan worden bereikt. Ook wanneer de computer op het werkblad gepositioneerd is zal er slechts een geringe afstand mogen bestaan tussen de behandelstoel (hoofd van de patiënt) en het werkblad. Bij voorkeur is er een uitschuifblad waarop het

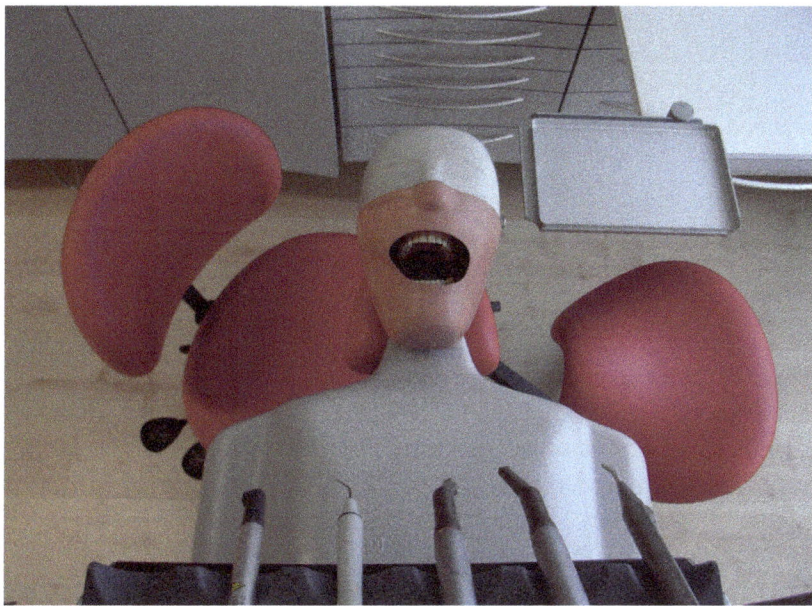

Figuur 5.9 *Positie behandeltray ten opzichte van de patiënt.*

toetsenbord staat. Tijdens het typen kunnen de benen onder het blad geplaatst worden. De positie van een flatscreen kan eventueel iets boven het werkblad worden gekozen, bevestigd aan de muur.

5.7 Ten slotte

Het streven naar een ergonomisch verantwoorde werkwijze zal altijd gericht moeten zijn op het maken van bewegingen die in de desbetreffende situatie zo eenvoudig mogelijk zijn. Dat kost niet alleen de minste energie, maar geeft daardoor ook een kleine kans op overbelasting en blessures. Met betrekking tot zittend werken leidt dit tot het volgende algemene advies dat voor alle medewerkers van het tandheelkundig team geldt, onafhankelijk van het type stoel of unit:

> *Probeer in elke situatie optimaal gebruik te maken van de mogelijkheden van je stoeltje: draai de zitting van je stoel om te voorkomen dat je met je lichaam gaat draaien en rij met je stoel van de werkplek naar het werkblad of naar hetgeen je wilt pakken, in plaats van je lichaam te rekken of strekken.*
>
> *Voorkom in ieder geval de zeer belastende bewegingen waarbij het zijwaarts buigen van de rug gecombineerd wordt met een draai-*

> beweging van de romp; bijvoorbeeld schuin achter je iets uit een
> (onderste) lade pakken.

Als een belangrijke factor bij four-handed dentistry moet nog worden opgemerkt dat het – in ergonomisch opzicht – het beste is als er teamleden van *gelijke lichaamslengte* samenwerken. (Grote) lengteverschillen tussen behandelaar en assistente maken het vrijwel onmogelijk om allebei tegelijk gedurende langere tijd een juiste werkhouding in te nemen. Dit lengteaspect zou bij sollicitaties meer aandacht kunnen krijgen om (ook op de lange termijn) een gezonde werksituatie te garanderen, zoals de Arbowet voorschrijft.

Het is goed om te bedenken dat het uiteindelijk steeds de *eigen verantwoordelijkheid* van de teamleden is en blijft om in een optimale werkhouding te functioneren. De aangeboden arbeidsomstandigheden dienen derhalve door alle betrokkenen altijd maximaal benut te worden vanuit het besef zo lang mogelijk gezond te willen blijven.

Ergonomie dicteert niet alleen de zithouding en de opstelling van de apparatuur. Volgens het algemene ergonomische principe van belasting en belastbaarheid moet er ook aandacht zijn voor het verminderen van de werkdruk als die te hoog blijkt te zijn, zorg voor een goede onderlinge sfeer op de werkplek en het vereenvoudigen van de bedrijfsvoering waar dat mogelijk is. Ergonomie, eenvoud en efficiency gaan dikwijls hand in hand. In dat licht kan het volgende worden opgemerkt:

> *Het invoeren van four-handed dentistry lijkt een eenvoudige en universele stap voorwaarts in het proces van terugdringen van werkdruk in de tandartspraktijk.*

6 Basistechniek van four-handed dentistry

6.1 Inleiding

In dit hoofdstuk worden begrippen en methoden besproken die bij het toepassen van four-handed dentistry van belang zijn. Op basis van de beschreven theorie en de getoonde illustraties is het goed mogelijk om in de praktijk te (gaan) werken volgens het concept van four-handed dentistry.

6.2 Begrippenlijst

Transferzone	De plaats waar de instrumenten worden overgedragen. Deze zone bevindt zich vlak voor de kin van de patiënt op ongeveer 20 cm boven de borst. In uurpositie uitgedrukt: 5-8 uur.
Assistentzone	Gebied rond de behandelstoel waar de tandartsassistente zich tijdens de behandeling kan bevinden. In uurpositie uitgedrukt: 2-5 uur.
Operateurzone	Gebied rond de behandelstoel waar de tandarts zich tijdens de behandeling kan bevinden. In uurpositie uitgedrukt: 8-11 uur.
Instrumentenzone	Gebied rond de behandelstoel waar de instrumententray of een verrijdbaar instrumentenkastje (eventueel met uitschuifbaar bovenblad), het mobile cabinet, zich tijdens de behandeling kan bevinden. In uurpositie uitgedrukt: 11-2 uur.
Invisible transfer	Aanreiken van een klaargemaakte anesthesiespuit buiten het gezichtsveld van de patiënt. Doorgaans wordt de transfer laag onder de kin uitgevoerd (zie figuur 6.2).
Single handed practice	Altijd met rechts afzuigen verder alles met links doen: pakken, terugleggen, aangeven en wisselen.
Bimanual practice	Pakken met de hand die het dichtst bij is en overpakken in de andere hand: bijvoorbeeld zoals de caissière in een supermarkt de artikelen over de scanner haalt.
Pick-up portion	Ontvangstgedeelte van de hand: pink, ringvinger en middelvinger.
Deliver portion	Aanreikgedeelte van de hand: duim en wijsvinger.

Transferpositie	Wijze waarop en richting waarin een instrument wordt vastgehouden in afwachting van en tijdens de overdracht.
Pick-up positie	Stand en positie van de hand van de assistente in afwachting van het terugnemen van instrumenten. Dit kan op twee manieren; A) met de handpalm naar boven gericht (figuur 6.5a); B) met de handpalm naar beneden gericht (figuur 6.5b).

Deze zones zijn schematisch in beeld gebracht door Prem S. Sharma van de Marquette School of Dentistry (zie figuur 6.1).

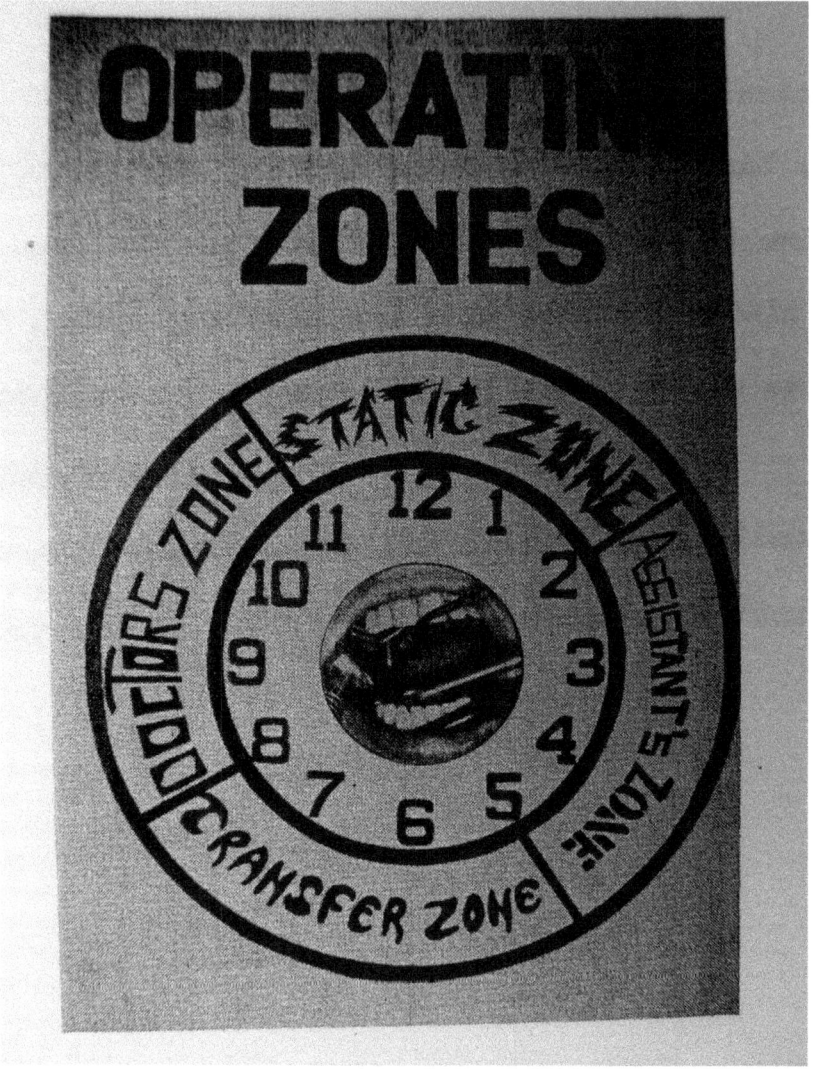

Figuur 6.1 Zone-indeling voor assisteren bij behandelingen.

6.3 Voorbereiding four-handed behandelen

In hoofdstuk 4 is reeds aandacht besteed aan de noodzaak van het opstellen van behandelprotocollen. Een adequaat voorbereid behandelteam, waarvan alle leden de behandelprotocollen goed kennen, kan extra rust creëren doordat de behandeling zonder enige mondelinge aanwijzing kan verlopen. Een knikje of een kleine vingerwijzing kan volstaan om de behandeling vlot te laten voortgaan, ook bij een onverwachte wending. De behandelingen krijgen zo een vlot en vloeiend karakter, hetgeen voor alle betrokkenen rustgevend is.

Concreet worden direct voorafgaand aan de behandeling nog de volgende voorbereidingen getroffen:

- *Alles klaarleggen voor gebruik*: hiervoor is het van belang om van tevoren inzicht te hebben in de patiëntenkaart om nauwkeurig te weten wat er precies gaat gebeuren tijdens de zitting. Verder is compleet opdekken belangrijk omdat dan de handen van de assistente zo kort mogelijk weg zijn bij de behandeling. En ten slotte zal de kans op smeercontaminatie zo klein mogelijk zijn, omdat er bij een optimale voorbereiding, uitzonderingen daargelaten, tussentijds niets meer uit laden of kastjes hoeft te worden bijgepakt. Zorg ervoor dat er bij iedere patiënt een schoon werkbladpincet (transportpincet) klaarligt om in bijzondere gevallen iets uit een lade of uit de (afgedekte/afgesloten) werkvoorraad te pakken en op het werkblad te leggen.

  Met alles klaarzetten wordt ook bedoeld dat zaken als wattenrollen, articulatiepapier, matrixbandjes en geschikte wigjes in de juiste vorm en (standaard)hoeveelheid moeten worden opgedekt op de instrumententray voordat de behandeling aanvangt.

  Let op: doordat de assistente onafgebroken aan de stoel zit zal er totaal geen mogelijkheid meer zijn om tussendoor nog even wat uit de voorraad te halen als blijkt dat de werkvoorraad is uitgeput. Bij four-handed dentistry moet de werkvoorraad nabij of direct aan de stoel dus *altijd* op peil zijn.

- *Inrichting van de instrumententray*: deze moet zodanig zijn dat de instrumenten in de volgorde van gebruik klaarliggen. Dit vereenvoudigt het overzicht tijdens de behandeling en maakt een efficiënte en geordende werkwijze mogelijk. De instrumenten die het eerst gebruikt worden liggen altijd het dichtst bij het hoofd van de patiënt. Standaard betreft de eerste transfer het aanreiken van spiegel en sonde. Deze instrumenten zijn tijdens de behandeling telkens opnieuw nodig en zijn ook dan het dichtst bij de mond van de patiënt.

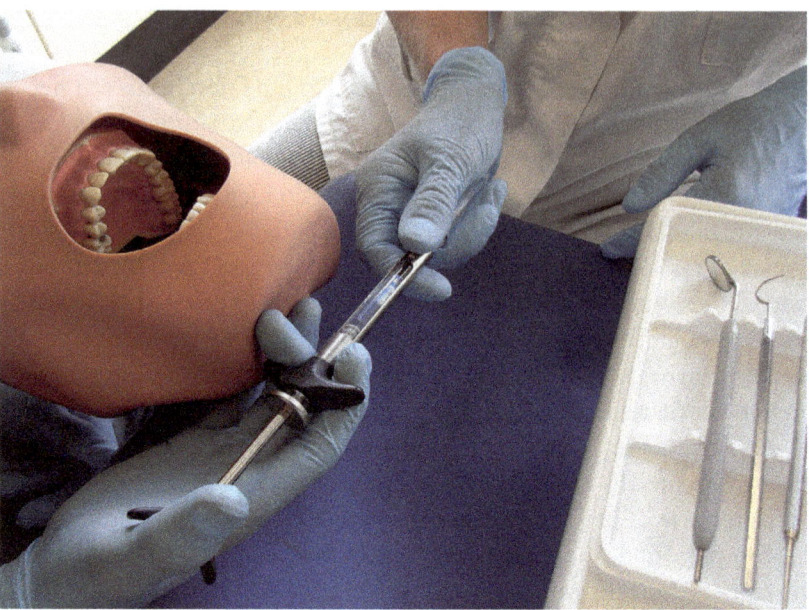

Figuur 6.2 Invisible transfer.

- Juiste positie/hoogte van instrumententray en of mobile cabinet realiseren of controleren. In de situatie dat meerdere assistentes gebruikmaken van dezelfde werkplek is dat telkens een punt van aandacht voordat met een behandeling kan worden gestart.
- Ergonomisch verantwoorde houding innemen op een correct ingestelde stoel. Gun jezelf enkele seconden de tijd om dat te controleren en eventueel te corrigeren in geval er een collega van je stoeltje gebruik heeft gemaakt.

Als assistente is het belangrijk je aandacht erop te richten om altijd een stap *vooruit* te lopen op de werkzaamheden van de behandelaar. Op tijd iets kunnen aanreiken betekent dat het 'te vroeg' gepakt moet worden!

6.4 Uitvoering four-handed dentistry

Wanneer tijdens de transfer wordt gesproken over terugnemen en aangeven is het de bedoeling dat deze handelingen krachtig en doelgericht uitgevoerd worden. Daarbij zijn de woorden terug*pakken* en in de hand *duwen* wellicht beter op zijn plaats.
Uitgangspunt bij four-handed werken is de rust en efficiency tijdens

de behandeling. De kleine bewegingen van de behandelaar dienen te worden omgeven met rustige bewegingen van de tandartsassistente. Probeer vlot te instrumenteren, maar laat het niet gehaast zijn. Bied de instrumenten stevig aan, maar niet ruw.

Maak er een gewoonte van om *nooit* boven het gezicht van de patiënt te manipuleren. Dit om letsel van patiënten te voorkomen in geval er onverwacht een instrument of enig ander materiaal uit de vingers zou glippen.

Let erop dat je tijdens het verstellen van de operatielamp geen instrumenten in je hand hebt. Dit geeft niet alleen kans op beschadiging van de lak van de lamp, maar brengt ook het risico mee dat er (scherp) instrumentarium (op de patiënt) valt, met alle gevolgen van dien.

Pak een instrument *nooit* vast op de plaats waar de behandelaar het moet vasthouden. Dit voorkomt ongewenste hinder en 'in de weg zitten' tijdens de transfer. Bovendien kan de behandelaar met een correct aangereikt instrument zonder enige overige beweging terstond aan de slag. Dit komt de nagestreefde uitstraling van rust zeer ten goede. Meestal wordt aan de tandartsassistente geadviseerd om de instrumenten tijdens het instrumenteren bij het achtereind vast te pakken (figuur 6.3a). In dit hoofdstuk wordt deze methode als methode I aangeduid. Daarnaast is het ook goed mogelijk om de instrumenten bij het werkuiteinde vast te houden (figuur 6.3b). Deze werkwijze wordt hierna beschreven als methode II. Het voordeel van deze methode is dat er minder ver gereikt hoeft te worden door de assistente, hetgeen ergonomisch gezien de voorkeur heeft.

De transferpositie wordt niet alleen bepaald door de plaats waar het instrument wordt vastgehouden, maar ook door de richting waarin het instrument zich bevindt. Deze richting dient identiek te zijn aan de richting waarin het instrument in de mond moet worden gebracht.

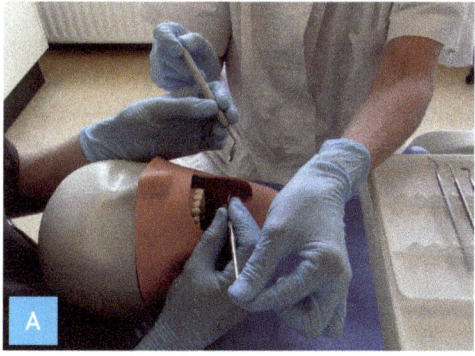 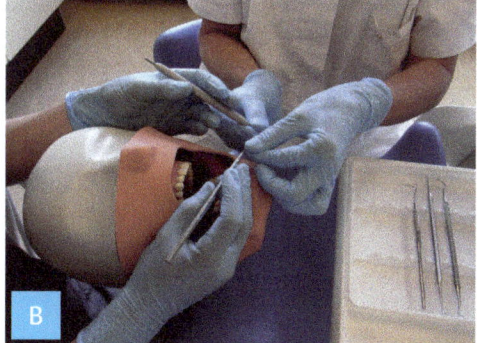

Figuur 6.3a *Transferpositie spiegel en sonde methode I.*
Figuur 6.3b *Transferpositie spiegel en sonde methode II.*

6.4.1 TRANSFERPOSITIE BIJ SPECIFIEKE SITUATIES

Bij het aanbrengen van hechtingen is de transferpositie niet alleen afhankelijk van het werkterrein in de mond als onderkaak of bovenkaak, maar is de plaatsingsrichting van de naald mede afhankelijk van de insteekrichting van de hechtnaald. Doorgaans wordt er gestart met hechten in de richting van buccaal naar linguaal. Hierdoor wordt voorkomen dat per abuis het slijmvlies van de wang gedeeltelijk meegehecht zal worden.[24]

Bij het gebruik van een extractietang voor de bovenkaak wordt de tang aangereikt met de bek in de juiste positie, zodat de behandelaar zonder de tang te hoeven ompakken in een vloeiende doorgaande beweging direct rond het te extraheren element kan grijpen (figuur 6.4a). De assistente biedt de tang met geopende bek aan en fixeert die positie met de middelvinger.

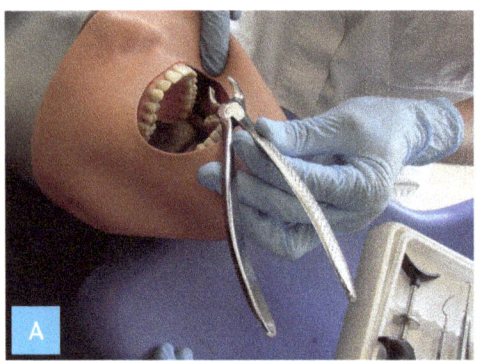 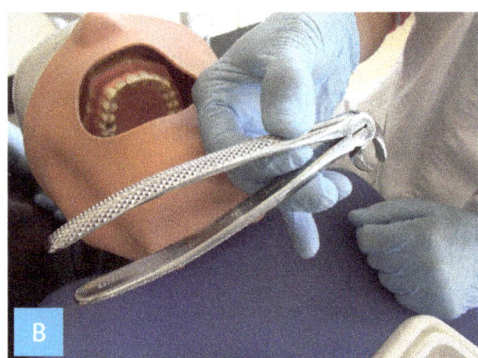

Figuur 6.4a *Transferpositie extractie bovenkaak.*
Figuur 6.4b *Transferpositie extractie onderkaak.*

Biedt de instrumenten zodanig aan dat de behandelaar volkomen passief ontvangt. De behandelaar kan dan in principe voortdurend met de ogen op het werkterrein in de mond gefocust blijven en hoeft de ogen niet op te slaan om te 'zoeken' naar het volgende instrument.

Bij de pick-up positie bevindt de hand zich in de transferzone en afhankelijk van de gebruikte techniek is de handpalm (figuur 6.5a en 6.5b):

---

24 Zie ook figuur 3.25, Insteekrichting en naaldpositie 1^e kwadrant t/m 4^e kwadrant.

- bij methode A: naar bovengericht en de pink en ringvinger zijn uitgestrekt. De overige vingers zijn ontspannen;
- bij methode B: naar beneden gericht, de pink is uitgestrekt en de overige vingers zijn ontspannen en iets uit elkaar.

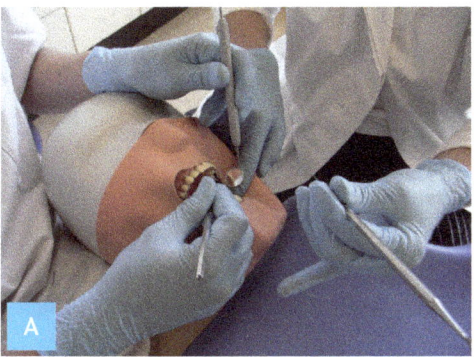
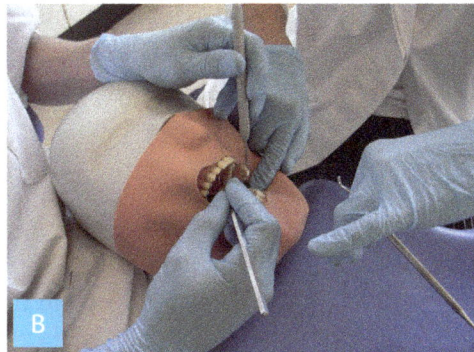

Figuur 6.5a Pick-up positie A.
Figuur 6.5b Pick-up positie B.

6.4.2 WERKZAAMHEDEN 'OP AFSTAND'

Wanneer tijdens een behandeling een materiaal gemengd moet worden, kan de assistente haar handen van de directe behandelomgeving weghalen en naar het werkblad gaan.

Let op: dit kan pas op het moment dat de behandelaar *alleen* nog maar een instrument hoeft *terug* te leggen op de instrumententray of een hoekstuk moet terughangen. Hiervoor is relatief weinig nauwkeurigheid van de behandelaar vereist.

Binnen het concept van four-handed dentistry is terugleggen (terughangen) de enige handeling die een behandelaar eventueel zelf zou mogen uitvoeren!

6.5 Instrumenteren stap voor stap

In deze paragraaf wordt in woord en beeld geïllustreerd hoe four-handed dentistry in praktijk kan worden gebracht. Alle teksten en foto's zijn gebaseerd op een rechtshandige behandelaar. Voor linkshandige behandelaars dient een 'vertaalslag' gemaakt te worden.

6.5.1 METHODE I

1 Uitgangspositie

De behandelaar heeft de hand (of handen) in de ontvangstpositie: hand wordt met de ringvinger en of de pink afgesteund op het gezicht van de patiënt ter plaatse van de onderkaak, de jukboog of het voorhoofd. De handpalmen zijn naar boven gericht en de duimen zijn opengespreid (figuur 6.6a).

2 Aangeven door assistente

a De assistente pakt spiegel en sonde van de instrumententray bij het *achterste einde* van de instrumenten vast (figuur 6.6b). De behandelaar zal de spiegel in de linkerhand moeten kunnen ontvangen en de sonde in de rechterhand. De richting van de instrumenten is zodanig dat de werkgedeelten naar beneden wijzen.

b De assistente brengt de handen naar de transferzone en houdt de instrumenten gereed; de instrumenten worden in de juiste transferpositie vastgehouden (figuur 6.6c).
In deze houding moet er nauwlettend op worden toegezien dat de schouders laag zijn en dat de bovenarmen zo veel mogelijk langs het lichaam gepositioneerd blijven. Bij deze transfermethode bestaat snel de neiging om de armen en schouders te heffen omdat relatief ver gereikt moet worden met het instrument in de linkerhand.

c De assistente brengt het instrument naar de geopende hand van de behandelaar en legt het met een korte stevige beweging in de hand (figuur 6.6d).

d Na zich ervan vergewist te hebben dat de behandelaar het instrument goed vast heeft, laat de tandartsassistente het instrument los en beweegt de handen weg van de patiënt naar de transferzone of rustpositie (figuur 6.6e).

e De assistente houdt de hand in de pick-up positie in afwachting van het teruggeven door de behandelaar van het instrument. Of:

f De assistente pakt een volgend instrument van de instrumententray en de hand gaat weer naar de transferzone (figuur 6.6f). Zij neemt de pick-up stand in, terwijl ze het volgende instrument in de juiste transferpositie tussen duim en wijsvinger houdt (figuur 6.6g).

3 Actie behandelaar

a De handen van de behandelaar worden vervolgens, met de steunvinger als draaipunt, naar het gezicht van de patiënt geroteerd. Zodoende wordt het werkgedeelte van het instrument in de mond gebracht. Zonder daarbij enige overige beweging te hoeven maken kan het instrument nu worden toegepast voor de noodzakelijke verrichting.

b Na voltooiing van de werkzaamheden draait de behandelaar de handen, wederom met de steunvingers als rotatiepunt, met de handpalmen naar boven en brengt zodoende de instrumenten buiten de mond van de patiënt. De handen blijven daarbij zonder verplaatsen losjes steunen op de patiënt.
Deze handeling dient als signaal voor de assistente dat het gebruikte instrument kan worden teruggenomen.

4 Terugnemen door assistente

a De assistente beweegt de hand met de opengestrekte pick-up portion van de hand (pink en ringvinger) naar het instrument en grijpt het achterste eind met de pink en/of ringvinger vast (figuur 6.6h).
b Als de behandelaar het instrument heeft losgelaten beweegt de assistente haar hand weer weg van de patiënt en legt het instrument op de instrumententray (figuur 6.6k).

Bij het aansluitend aanreiken van een volgend instrument: na het terugnemen (figuur 6.6h) volgt direct het innemen van de transferpositie voor het volgende instrument (figuur 6.6i) en legt de assistente met de deliver portion het volgende instrument in de geopende hand van de behandelaar zoals beschreven bij punt 2c en 2d (figuur 6.6j). Het teruggenomen instrument wordt teruggebracht naar de instrumententray (figuur 6.6k).

6.5.2 METHODE II

De werkwijze bij methode II is voor een deel zoals beschreven bij methode I. Wel zijn er in stap 2 en stap 4 kleine wijzigingen, die hier apart worden beschreven.

2 Aangeven

De assistente heeft haar hand in de transferzone. Ze houdt het instrument vast bij het *werkgedeelte* en brengt het in de juiste richting zodat de correcte transferpositie is bereikt.

4 Terugnemen

De ontvangende hand van de assistente bevindt zich in de transferzone. De vingers van de pick-up portion zijn ontspannen en iets los van elkaar (figuur 6.7a).

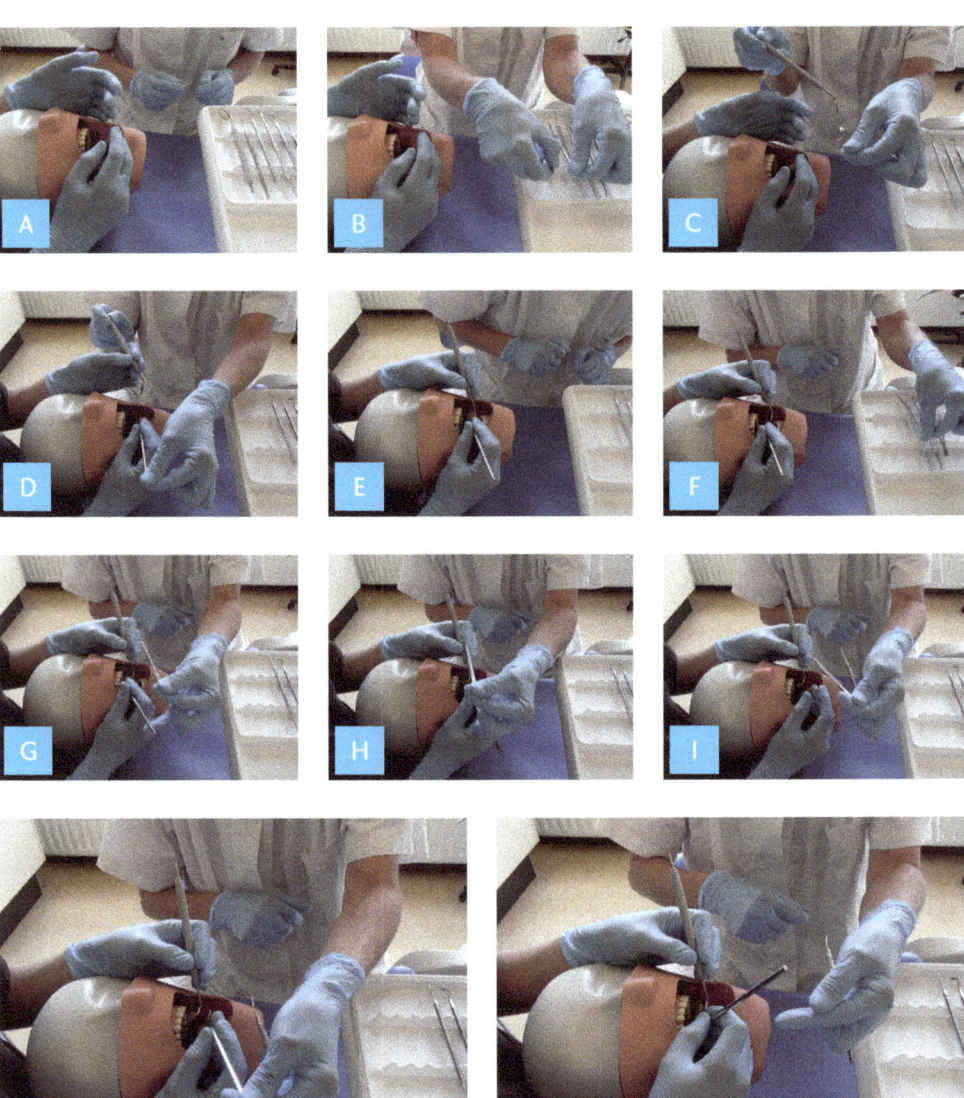

Figuur 6.6a Uitgangspositie behandelaar methode I.
Figuur 6.6b Opnemen instrumenten aan achterzijde.
Figuur 6.6c Juiste transferpositie innemen.
Figuur 6.6d Aangeven.
Figuur 6.6e Handen vrij naar transferzone.
Figuur 6.6f Volgend instrument oppakken.
Figuur 6.6g Pick-up positie A met volgend instrument in transferpositie.
Figuur 6.6h Terugnemen instrument.
Figuur 6.6i Wisselen instrument.
Figuur 6.6j Aangeven volgend instrument.
Figuur 6.6k Terugleggen op instrumententray.

Let op: de assistente neemt het instrument bij het *uiteinde* terug met de pick-up portion (figuur 6.7b), zoals bij methode I.

De assistente kan nu een volgend instrument aangeven volgens methode II, ze brengt het in de transferpositie en geeft het aan (figuur 6.7c en d).

De assistente legt het instrument terug op de instrumententray of brengt het weer in de juiste transferpositie om het opnieuw aan te geven.

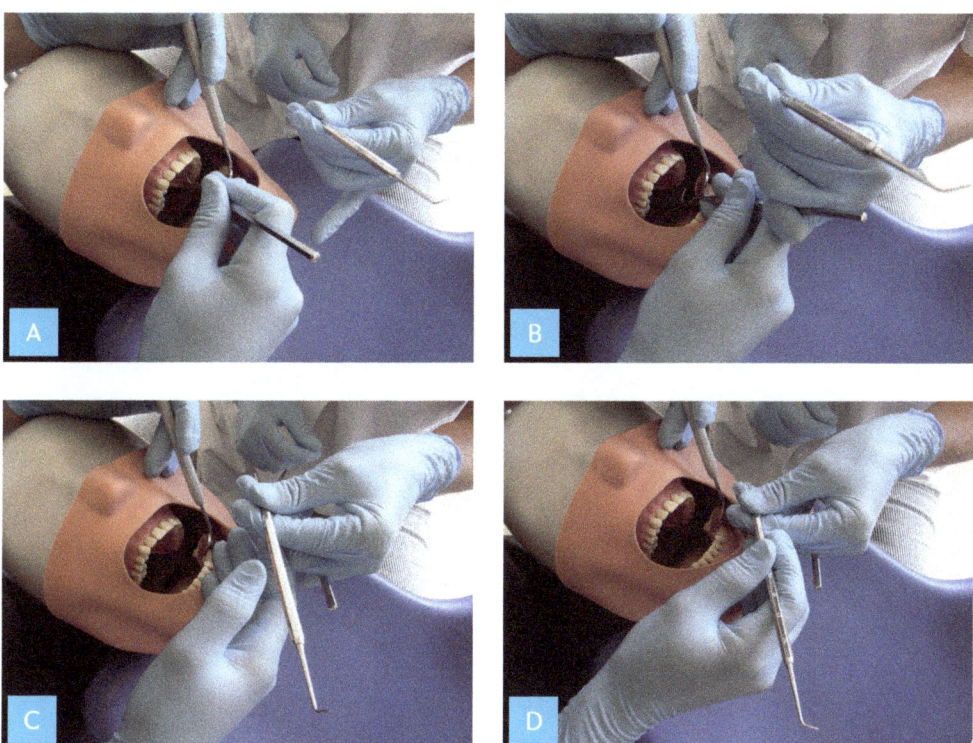

Figuur 6.7a Pick-up, tevens transferpositie bij methode II.
Figuur 6.7b Terugnemen (niet bij werkgedeelte).
Figuur 6.7c Transferpositie methode II.
Figuur 6.7d Aangeven methode II.

6.5.3 BIMANUAL ASSISTEREN

Wanneer een aantal handelingen vaak herhaald moet worden kan het handig zijn om met twee handen te assisteren. Dit is bijvoorbeeld prettig wanneer de meerfunctiespuit voortdurend paraat moet zijn. De assistente houdt deze in afwachting van het gebruik ervan dan per-

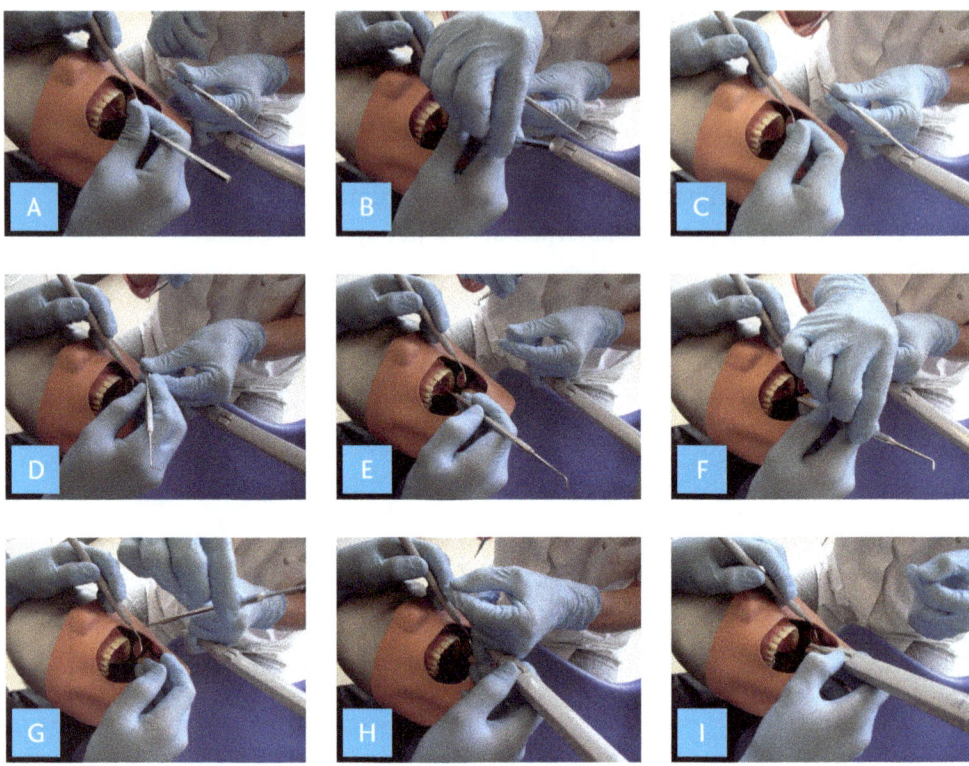

Figuur 6.8a Verrichting met sonde.
Figuur 6.8b Pick-up van de sonde met rechterhand.
Figuur 6.8c Transferpositie Ash 49.
Figuur 6.8d Aangeven Ash 49.
Figuur 6.8e Rustpositie.
Figuur 6.8f Pick-up Ash 49 met rechterhand.
Figuur 6.8g Ash 49 wegvoeren, meerfunctiespuit naar transferpositie.
Figuur 6.8h Aangeven meerfunctiespuit.
Figuur 6.8i Handen naar rustpositie.

manent vast. Daarnaast kan zij toch instrumenten aangeven en terugnemen. Zie voor allerlei handelingen die bij bimanual assisteren mogelijk zijn figuur 6.8a t/m 6.8i.

6.6 Single handed instrumenten retourneren

Wanneer, bijvoorbeeld tijdens het excaveren van een preparatie, de sonde en een excavator om en om worden gebruikt totdat de preparatie helemaal schoon is, moet het teruggenomen instrument telkens direct vanuit de pick-up portion van de hand naar de deliver portion worden teruggebracht. Dit dient te geschieden zonder tussenkomst van de andere hand – deze is in principe namelijk altijd bezet met een afzuiger. Het vereist enige oefening alvorens deze handeling soepel kan worden uitgevoerd. De bewegingen hebben iets weg van een jongleeroefening (zie kader 6.1). Houd de hand tijdens deze handeling zo dicht mogelijk bij de transferzone.

> **Kader 6.1 Jongleertechniek**
> - Pak het instrument terug volgens pick-up methode A (figuur 6.9a).
> - Duw met de duim het instrument stevig tegen de handpalm aan (figuur 6.9b).
> - Strek de pink en ringvinger goed uit (figuur 6.9c).
> - Breng de ringvinger achter het uiteinde van het instrument om (figuur 6.9d).

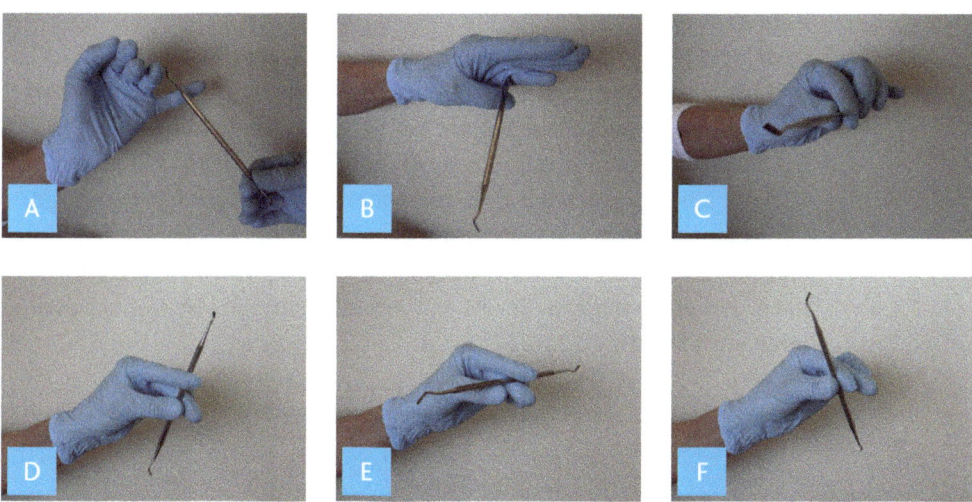

Figuur 6.9a *Pak het instrument terug volgens pick-up methode A.*
Figuur 6.9b *Duw met de duim het instrument stevig tegen de handpalm aan.*
Figuur 6.9c *Strek de pink en ringvinger goed uit.*
Figuur 6.9d *Breng de ringvinger achter het uiteinde van het instrument om.*
Figuur 6.9e *Buig de ring- en middelvinger om het instrument.*
Figuur 6.9f *Schuif het instrument met de duim op tot de juiste transferpositie is ingenomen.*

- Buig de ring- en middelvinger om het instrument zodat het dwars in de hand komt te liggen (figuur 6.9e).
- Schuif het instrument met de duim op tot de juiste transferpositie is ingenomen (figuur 6.9f).

6.7 Washed field techniek

Tijdens prepareren met indirect zicht kan de behandelaar erg vermoeid raken door het onduidelijke zicht van de natgespatte mondspiegel (figuur 6.10a). Om het zicht te verbeteren kan een detergent op het mondspiegeltje worden aangebracht dat de druppels laat vervloeien zodat er een helder beeld ontstaat. Het spiegeltje moet daarvoor tijdens de behandeling regelmatig in een dergelijke vloeistof worden gedoopt. Dit noodzaakt de behandelaar om van het werkterrein op te kijken en de ogen op een andere afstand te focussen. Vaak moet ook zijwaarts worden gedraaid om bij de vloeistof te kunnen komen.

In plaats van het gebruik van een detergent is het daarom handiger als de tandartsassistente tijdens het afzuigen met de rechterhand voortdurend met de meerfunctiespuit (in de linkerhand) het oppervlak van het mondspiegeltje droogblaast. Bij mogelijke vervuiling door slijpsel kan het spiegeloppervlak ook met water of spray worden gereinigd. Dit noemt men de washed field techniek (figuur 6.10b). De behandelaar houdt dan voortdurend voldoende zicht op het werkterrein, hetgeen een grote bijdrage levert aan een ontspannen, weinig vermoeiende werkhouding.

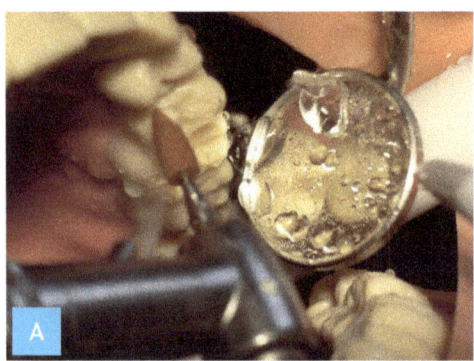 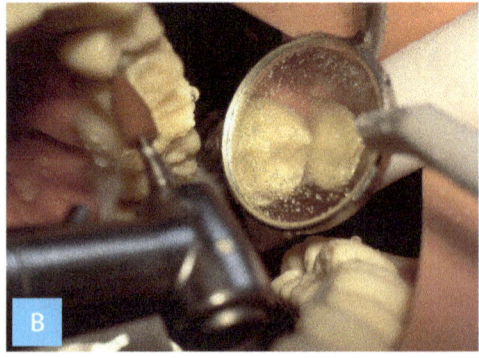

Figuur 6.10a Indirect zicht zonder washed field.
Figuur 6.10b Indirect zicht met washed field.

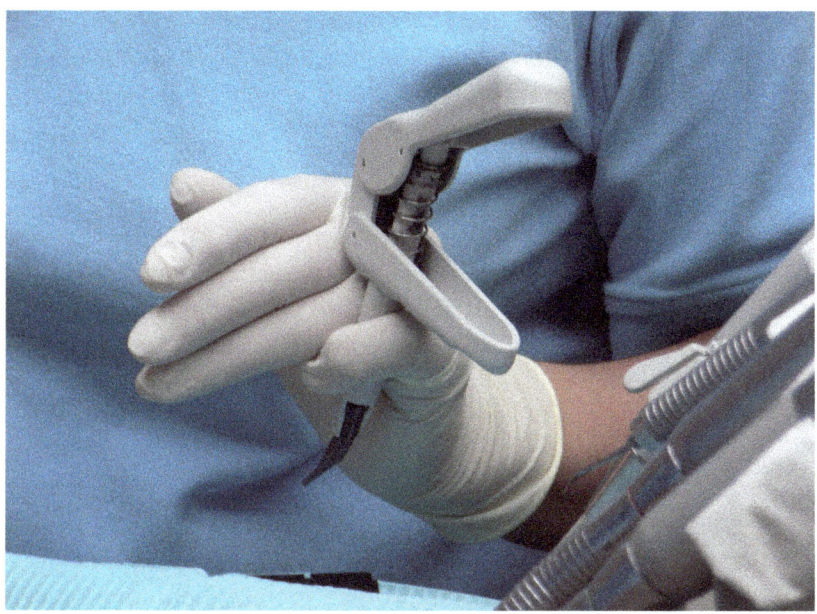

Figuur 6.11 *Composietpistool in transferpositie.*

6.8 Composietpistool

De vorm van een composietpistool laat niet toe dat het in de gangbare positie wordt aangereikt. Een gemakkelijke plaats om het pistool in afwachting van gebruik vast te houden is tussen de pink en ringvinger van de linkerhand (figuur 6.11).

6.9 Afzuigen

De afzuiger bevindt zich bij *single handed practice* altijd in de palmgreep van de rechterhand van de assistente. Met de linkerhand voert zij alle instrumententransfers uit.
Bij *bimanual practice* kan de zuiger in de linkerhand worden overgepakt om vervolgens met de rechterhand instrumenten of materialen van een wat verder gelegen werkblad te pakken.
Om tijdens het afzuigen goed zicht te hebben op het werkterrein is het voor de assistente van belang om de wang van de patiënt goed weg te houden. Een vinger is daarvoor een prima hulpmiddel: klein en wendbaar. Bovendien zorgt het voor weinig zichtbelemmering, omdat de hand veel lager gehouden kan worden dan wanneer de wang wordt afgehouden met een instrument.

Ook het *intraoraal afsteunen* dient bij voorkeur met een vinger te worden gedaan: dit is zacht en zo wordt er geen gingiva beschadigd. Voor *extraorale afsteuning* kan in beginsel het hele hoofd van de patiënt worden gebruikt: meestal het voorhoofd, de jukbogen en de onderkaak.

Positie afzuiger in de mond

De bek van de afzuiger moet evenwijdig aan de tandboog worden gehouden op ongeveer 1 cm afstand van de waterbron. Verderaf houden geeft grote kans op ontstaan van aerosol, dichterbij houden maakt dat een deel van het water direct in de afzuigbuis verdwijnt. Dit komt de koelende en reinigende werking niet ten goede.

6.10 Slotbeschouwing

Met het richten van de aandacht op de ergonomische principes uit hoofdstuk 5 kunnen voorwaarden worden gecreëerd om four-handed dentistry te introduceren in de praktijk. Met de beschreven en getoonde handelingen uit dit hoofdstuk is een goede start te maken met four-handed dentistry in iedere praktijksituatie.

Toelichting filmbeelden

Sommige van de getoonde films zijn speciaal voor dit boek in scène gezet, de overige opnamen zijn gemaakt in de dagelijkse algemene praktijk. Daarbij lag het accent op de verrichtingen van de tandartsassistente. De overige aspecten van de bedrijfsvoering zijn in dit verband derhalve geen onderwerp van discussie.

1 Basistechniek instrumentenoverdracht Methode I

In dit fragment is in een fantoomsituatie zichtbaar gemaakt hoe de instrumentatietechniek volgens methode I wordt uitgevoerd. Let op de transferpositie van de instrumenten, die wordt bepaald door de plaats waar het instrument wordt vastgehouden en de richting waarin het wordt aangereikt.

2 Basistechniek instrumentenoverdracht Methode II

In dit fragment is in een fantoomsituatie zichtbaar gemaakt hoe de instrumentatietechniek volgens methode II wordt uitgevoerd.

3 Van pick-up tot transferpositie

Na het terugnemen wordt het instrument met dezelfde hand, zonder tussenkomst van de andere hand, in de transferpositie gebracht. Aansluitend wordt getoond hoe een instrument in de hand gedraaid wordt om van werkgedeelte te wisselen.
Deze bewegingen worden voor de duidelijkheid tweemaal achtereen uitgevoerd.

4 Assisteren bij composiet

Als eerste krijgt de patiënt een beschermbril op voor het aanbrengen van een composietrestauratie met behulp van een driestappenhechtingsprocedure. De ets wordt aangereikt, met daarna nog eventueel een microbrush om de ets goed te verdelen op het tandoppervlak. Na vijftien seconden wordt de ets gedurende tien seconden krachtig weggespoeld, gevolgd door vijf seconden droogblazen.

De assistente geeft met de linkerhand de materialen en instrumenten aan, terwijl de rechterhand alvast voorbereidende stappen neemt op het werkblad zoals het klaarmaken van de microbrushes voor de volgende applicatie.

De primer wordt aangebracht waarna deze wordt drooggeblazen. Ten slotte volgt de bonding, waarvoor de assistente in de tussentijd een oranje beschermbril heeft opgezet om haar ogen te beschermen tegen het felle blauwe licht. Bij het uitlichten wordt zo veel mogelijk afsteuning gezocht om de lichtbron op de juiste plaats te fixeren.

De assistente heeft het composietpistool voortdurend paraat in een ontspannen positie in de linkerhand tussen pink en ringvinger.

Voor het modelleren van de aangebrachte composiet wordt met de microbrush een beetje bonding aangeboden om ervoor te zorgen dat het composiet niet aan het instrument blijft kleven, waardoor het composiet uit de preparatie omhooggetrokken zou kunnen worden.

5 Composiet verwerken uit een tube

Tijdens de behandeling worden twee kleuren composiet gebruikt die vanuit een tube verwerkt worden. De getoonde werkwijze is hygiënisch verantwoord, omdat de benodigde hoeveelheid composiet in een los bakje wordt afgepast. Zo komt het composiet in de tube niet in contact met besmette instrumenten of oppervlakken. De behandelaar mag net zo vaak composiet bijpakken uit het composietbakje als nodig is.

Daarnaast is te zien hoe het aanreiken van het composiet op handige wijze geschiedt: in plaats van het eigen oranje deksel van het bakje wordt het oranje beschermschild als dekseltje gebruikt. Het geheel wordt in de transferzone gehouden en de behandelaar kan er zo vaak als nodig materiaal van bijpakken. Met slechts één hand kan de assistente het composiet aanbieden en toch verzekerd zijn van een lichtdichte omgeving voor het materiaal.

6 Assisteren bij aanbrengen retractiedraad

Bij het prepareren en afdrukken van kroon- en brugwerk wordt in de sulcus retractiedraad aangebracht om ruimte te creëren voor de dunne afdrukmassa van de precisieafdruk. Ook bij het aanbrengen van een

klasse-V-preparatie kan dit worden toegepast om het werkterrein droog te houden in geval er geen cofferdam aangebracht kan worden vanwege een te lage preparatiegrens.
De assistente pakt een ruim passend stukje retractiedraad en fixeert het in de aangeefrichting. Na de aanvankelijke fixatie drukt de assistente het draadje vast in de sulcus, opdat het niet omhoog kan komen bij verdere manipulaties van de behandelaar.

7   Controle occlusie en articulatie

Bij het passen van kronen blijkt de occlusie en articulatie niet altijd correct door het tandtechnisch laboratorium te zijn opgebouwd. Is dat het geval dan moeten in de mond correcties worden aangebracht aan de anatomie van de kronen. Dit gebeurt met behulp van een diamantboor. Telkens worden de occlusie en articulatie opnieuw bekeken tot het moment dat er gelijkmatig contact is bij het dichtbijten.
Aanvankelijk wordt het Millerpincet door de assistente aangereikt aan de behandelaar, afwisselend met de boor en de meerfunctiespuit.
In het tweede deel zien we dat de assistente het articulatiepapier 'bedient', zodat de behandelaar de aandacht en handen beter gericht kan houden op het werkgebied.

8   Assisteren bij parodontale chirurgie

Het klaarmaken van een steriel werkveld bestaat uit een veelheid van handelingen, zoals het toedekken van de patiënt met een steriele doek en het steriel verpakken van het hoekstuk en de afzuigslang. Deze handelingen zijn kort in beeld gebracht.
Daarna is met behulp van een intraorale opname te zien hoe de assistente te werk gaat bij de flapoperatie. Als eerste is zichtbaar dat de palatinale gingiva wordt afgehouden na het afschuiven voor licht en zicht op het werkterrein. Verder is te zien dat de smalle chirurgische zuiger zich voortdurend in de directe omgeving van het instrument van de behandelaar bevindt. Alleen bij het vrijkomen van koelwater tijdens het gebruik van de perioset boortjes wordt de zuiger achter in de mond gebracht.

9   Assisteren bij hechten

Dit is een opname van het vrijleggen van implantaten na de inhelingsfase. Hierbij is goed te zien dat de rol van assistente niet louter passief is: er is duidelijk sprake van samen behandelen.

De assistente heeft haar handen onafgebroken beschikbaar voor de werkzaamheden in het operatieterrein en pakt op eigen initiatief een pincet om daarmee de gingiva te fixeren. Daardoor kan het hechten vlot verlopen. Tevens is in beeld gebracht hoe de wanghaak afwisselend door de assistente en de behandelaar wordt vastgehouden: spelenderwijs wordt de wanghaak overgenomen en weer teruggepakt.

10 Afzuigen

De juiste plaats van de afzuiger is altijd gebonden aan de werkplek van de behandelaar. Zodra de behandelaar een andere positie kiest moet de afzuiger worden aangepast. In dit fragment is goed te zien dat de assistente, zonder enige vorm van aankondiging, meteen actie onderneemt door de afzuiger te verplaatsen op het moment dat de behandelaar overgaat van het reinigen van de buccale vlakken naar het reinigen van de palatinale vlakken.

Om optimaal als team te kunnen fungeren is het aan te raden een vaste werkvolgorde aan te houden bij het verwijderen van tandsteen. Zo kan men nog beter op elkaar ingespeeld raken, waardoor de gehele procedure zonder woorden of nadere aanwijzingen kan verlopen.

Daarnaast is te zien hoe de assistente tijdens het afzuigen afsteunt met de linkerhand. Daarbij is fixatie verkregen, hetgeen prettig aanvoelt voor de patiënt. Bovendien biedt de afsteuning gelegenheid om de armspieren goed ontspannen te houden.

Literatuur

Craig RG, Powers JM; Wataha JC. Dental Materials: Properties and Manipulation (7th Ed). St. Louis: Mosby, 2000.
Finkbeiner BL. Four-handed dentistry: A Handbook of Clinical Application and Ergonomic Concepts. Upper Saddle River (New Jersey): Printice Hall Inc., 2001.
Finkbeiner BL, Johnson CS. Mosby's Comprehensive Dental Assisting: A Clinical Approach. St. Louis: Mosby, 1995.
Finkbeiner BL, Johnson CS. Study guide to accompany Mosby's Comprehensive Dental Assisting: A Clinical Approach. St. Louis: Mosby, 1995.
Hokwerda O, Ruijter RAG de. Innemen van een gezonde zittende werkhouding bij de patiëntenbehandeling. Groningen: Universitair Medisch Centrum Groningen, 2006.
Hokwerda O, Ruijter RAG de. Afzuiging, solo en met assistente, four handed dentistry (2006-2007). Groningen: Universitair Medisch Centrum Groningen, 2006.
Kenniscentrum OVDB. Kwalificatiedossier Tandartsassistent. Het kwalificatieprofiel met kerntaken en competenties vanaf 2006.
La Rivière JFA. Zittend behandelen in de tandheelkundige praktijk. Leiden: Stafleu & Tholen BV, 1978.
Pennings L. Notitie hygiëne tijdens Dentalcamps in Nepal.
Phinney DJ, Halstead JH. Delmar's Handbook of Essential Skills and Procedures for Chairside Dental Assisting. Albany (New York): Delmar Publishers, 2002.
Plasschaert AJM. Ergonomie in de tandartspraktijk: het voorkomen van fysieke en mentale overbelasting. NTvT, 1999, p. 51-53.
Plasschaert AJM, Hokwerda O (Eds.). Ergonomie in de tandheelkunde. Alphen aan den Rijn/Brussel: Stafleu & Tholen B.V., 1981.
Susante JM van. Assisteren bij tandheelkundige behandelingen. Praktijk certificaten 5 en 7. 3^e herziene druk. Houten/Diegem: Bohn Stafleu Van Loghum, 1994.
Video: Health care Four Handed.

Register

abcesincisie 123
absoluut droogleggen 44
adhesief 53
adrenaline 24
afdruk maken 85
afdruk met dubbele afdruktechniek 134
afdruk met enkele afdruktechniek 134
afdruklepel 53
–, - vullen 55
afdrukmateriaal 52, 53
afsluiten, van endo 86
afsteunen 176
afzuigen 175
afzuigunit 156
airotor 83
alginaatpoeder 36
allergeen 39
allergie 22
amalgaam 39, 58, 59
–, -pick-up 59
–, -restauratie 102
–, -stopper 59
anamnese 31
anamneselijst, medische 12
anesthesie, lokale 43
anesthesienaald 21, 43
angst voor de tandarts 32
aspiratiespuit 43
assistentzone 161
autoclaaf 38, 73
basisset 83
beademingsmasker 24
beetbepalen 86
beetregistratie 55, 86
behandelstoel 152, 158
–, positie rondom - 153
behandeltrays, opdekken van - 83
behandelunit 156
–, klaarmaken 13

belastbaarheid 145
–, fysiologische 146
–, mentale 146
belasting 145
–, fysieke 147
beschermbril 19
besmetting 19
bewaartermijn patiëntengegevens 13
bewegingen, classificatiesysteem 147
bewegingsarmoede 146
bijstiften 73
bimanual assisteren 171
bimanual practice 161
bonding 58
boortjes plaatsen 67
borenblokjes 67
bovenafdruk 55
branchespecifieke Stoffenmanager 40
brugpreparatie 133
Cavit 38
cementen 50
cementeren molaarband 140
centrixspuit 62
cheilitis angularis 113
chirurgisch schaartje 74
chloorhexidine 75
citoject 44
classificatiesysteem, bewegingen 147
cofferdam 41, 44
–, verwijderen van - 48
compomeer 58, 60
compomeerrestauratie 99
composiet 58, 60
–, krimp in - 59
composietpistool 62, 175
composietrestauratie 85, 99
composietrestjes 38
condenseerkopje 59
condenseren 59

confectienoodkroon 69
contaminatie 19
controle, periodieke 89
deliver portion 161
desinfectie van afdrukken 57
detergent 174
dexomethazon 24
dossierplicht 12
dry tip 49
éénfaseafdruk 54, 134
EHBO-diploma 24
endo 86
  –, afsluiten 128
  –, openen 125
  –, prepareren 128
ergonomie 145, 160
  –, basisprincipes 145
ergonomie introduceren 148
ets 58
etsgel 39
etsvloeistof 39
extractietang, transferpositie bij - 166
facebow 57
fluoride 39
fotomap 34
four-handed dentistry 26, 160, 161
  –, voorwaarden 26
Freegenol 71
fysieke belasting 147
fysiodispenser 75
fysiologische belastbaarheid 146
gebruiksaanwijzingen, verzamelmap met 37
geestelijk welzijn 32
gevaarlijke stoffen 22
glasionomeer 38, 58
  –, -cement 62
  –, -restauratie 104
glass carbomer 58
GP-points 72
handhygiëne 17, 84
handsfree recappen 44
handverkoop 12
hartfalen 32
headgear 140
hechtingen, transferpositie bij - 166
hechtmateriaal 73
hechtnaald 74
hepatitis B 17
hoekstuk 67, 83
hoofdsteun 30, 153, 158

hoofdstift 73
hoofdvijl 73
hydrocolloïd 57
hygiëne, persoonlijke 20
hyperventilatie 24
hypo 24
hypochloriet 73
implantologie 74
  –, hygiënemaatregelen 20
Impregum 54
indirect zicht 25, 26, 47, 153
indirecte verlichting 158
individuele noodkroon 69
infectiepreventie 17, 84
informed consent 12
initiële therapie 93
instrumentensets 77
instrumententray
  –, hoogte van - 164
  –, inrichting van - 163
  –, positie van - 158
instrumentenzone 161
instrumenteren 165, 167
inverteren 46
invisible transfer 161
IRM 38
journaal 12
KANS 147
kleurbepalen 60
klinische werkzaamheden 25
klokuur 153
korte nagels 20
krimp in composiet 59
kroon- en brugwerk 55, 87
  –, éénfaseafdruk 134
  –, noodvoorziening 131
  –, passen - 137
  –, plaatsen - 137
  –, prepareren 131
  –, tweefaseafdruk 134
krulspeekselzuiger 88
kunsthars, zelfpolymeriserende 69
kunstharsprothese 85
kwikdamp 39
lang haar 20
latexallergie 32
legionellapreventie 14
lichaamshouding 149
lichamelijk welzijn 30
lining cementen 50
lokale anesthesie 43

matrix 63
matrixspanner 64
medische anamnese 31
medische anamneselijst 12
medische noodsituaties 31
meerfunctiespuit 26, 88
mentale belastbaarheid 146
microbewegingen 150
micropauze 150
molaarband, cementeren 140
mondreiniging 88
natriumhypochloriet 72
NAW-gegevens 12
nazorg paropatiënt 95
nevelafzuiger 88
Nitrolingual pompspray 24
noodkroon 68
  –, aandachtspunten voor - 71
  –, bevestiging van - 70
  –, typen - 69
noodmedicatie 24
noodrestauratiematerialen 38
noodsituaties, medische 31
omdijingszit 154
onderafdruk 55
onderhoudsbeurt, technische 17
ongecompliceerde extractie 120
oogbescherming 22
opdrachtbon 57
openen, van endo 86
operateurzone 161
operatielamp 157
orderbon 15
paperpoints 72
parallelzit 154
parodontale chirurgie 77
  –, hygiënemaatregelen 20
parodontiumstatus 91
paroprotocol 91
parotiswattenrol 49
partiële matrices 66
passen, kroon- en brugwerk 137
patiëntenbeschermbril 22
patiëntendossier 13
patiëntengegevens, bewaartermijn 13
patiëntenveiligheidsbril 82
periodieke controle 89
persoonlijke hygiëne 20
pick-up
  –, portion 161
  –, positie 162, 166

pijnklacht 142
plaatsen, kroon- en brugwerk 137
plastisch materiaal, stiftopbouw van - 107
plastisch vulmateriaal 58
pocketstatus 91
praktijkhygiëne 17
praktijkinrichting 156
praktijkkleding 20
praktijkschoenen 20
precisieafdruk 54
preparaties, typen - 63
prepareren, van endo 86
primer 58
productinformatie 37
prothese 85
  –, beethoogte bepalen 113
  –, begin afdruk 109
  –, individuele afdruk 111
  –, passen in was 117
  –, pijlpuntregistratie 115
  –, plaatsen 119
protocol 81
provisorium 68
randaansluiting 64
randapparatuur 84
rebasing 69
recappen 44
relatief droogleggen 44, 48, 88
retentie 58
retourneren, single handed 172
ritssluitingzit 154
rode was 56
röntgenfoto 41, 82
rootplaning 93
RSI 147
sabelgreep 156
scaling 93
schaartje, chirurgisch 74
schimmelinfectie 113
sealant 97
sensibilisatie 39
servetketting 82
sieraden 20
single handed
  –, practice 161
  –, retourneren 172
slijpen 16
smeercontaminatie 36, 163
speed-o-matic 59
speekselbanners 44

speekselzuiger 49
spierpomp 146
spoelen, van endo 86
spreader 73
stabiele symmetrische zithouding 149
steriel werken 143
sterielveld 21, 74
 –, opdekken van - 79
stiftopbouw van plastisch materiaal 107
stoelverhoger 30
tandtechnisch laboratorium 15, 57
Tarievenlijst tandartsen 13
techniekhandstuk 67
techniekwerk 16
technische onderhoudsbeurt 17
Tempbond 70
thermodesinfector 38, 67
titerbepaling 18
toxiciteit 22, 38
transferpositie 162, 165
 –, bij extractietang 166
 –, bij hechtingen 166
transferzone 161
transportpincet 71
tritureren 59
tweefaseafdruk 54, 134
typen preparaties 63
uitharden 59
universeelspanner 65

vaccinatiepaspoort 17
vacuümautoclaaf 73
valium 24
vaseline 30
Veiligheidsbladen 40
Ventolin 24
verlichting, indirecte 158
voorraadbeheer 40
vulmateriaal, plastisch 58
wasbeet 56
washed field techniek 26, 174
waterstofperoxide 39
wattenrol 42, 48
welzijn, geestelijk 32
werkbladpincet 72, 82
werkstoel 151
werkvoorraad 163
wig 64
WIP-richtlijn 15
WIP-richtlijn Tandheelkunde 13
Xantopren 54
yes-set 33
zadelkruk 151
zelfpolymeriserende kunsthars 69
zithouding 149
 –, stabiele symmetrische 149
zitsteun 30
zweepunit 156

GPSR Compliance
The European Union's (EU) General Product Safety Regulation (GPSR) is a set of rules that requires consumer products to be safe and our obligations to ensure this.

If you have any concerns about our products, you can contact us on

ProductSafety@springernature.com

In case Publisher is established outside the EU, the EU authorized representative is:

Springer Nature Customer Service Center GmbH
Europaplatz 3
69115 Heidelberg, Germany

www.ingramcontent.com/pod-product-compliance
Ingram Content Group UK Ltd.
Pitfield, Milton Keynes, MK11 3LW, UK
UKHW051651180426

11946UKWH00005B/108